著 ▶ [马来西亚] 文煌/周文杰

绘 ▶ [马来西亚] 氧气工作室

X 探险特工队 科学漫画书

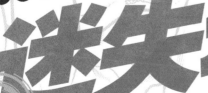

脑科学

海峡出版发行集团 福建科学技术出版社
THE STRAITS PUBLISHING & DISTRIBUTING GROUP FUJIAN SCIENCE & TECHNOLOGY PUBLISHING HOUSE

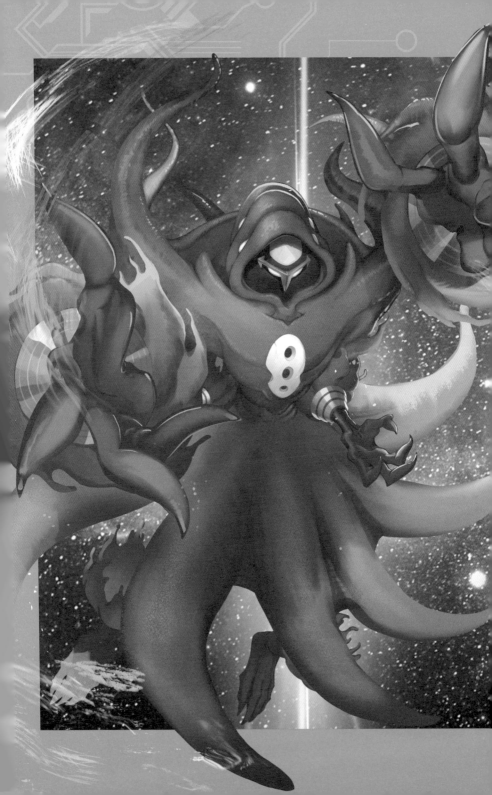

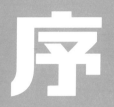

序

　　世界之大，无奇不有。我们生存的地球依然有许多未解之谜，更何况是神秘莫测、犹如大迷宫的宇宙呢？虽然现今日新月异的科学技术已发展到很高的程度，人类不断运用科学技术解开了许许多多谜团，但是还有很多谜团是难以得到圆满解答，比如宇宙，以现今的技术只能窥探出其中的一小部分。

　　从古至今，科学家们不断奋斗，解开了各种奥秘，同时也发现了更多新的问题，又开启了新的挑战。正如达尔文所说："我们认识越多自然界的固有规律，奇妙的自然界对我们而言就越显得不可思议。"人类的探索永无止境，这也推动着科学的发展。

　　"X探险特工队科学漫画书"系列在各个漫画章节穿插了丰富的科普知识，并以浅显易懂的文字和图片为小读者解说。精彩的对决就此展开，人类能否战胜外星生物呢？

人物介绍

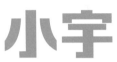

小宇

好奇心重的英雄主义者，性格冲动，但具有百折不挠的精神。

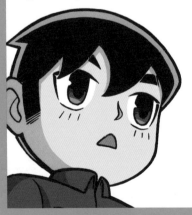

小天

从宇宙回来的谜之少年，对一些外星文明非常了解，拥有在脑子里快速模拟作战的能力。

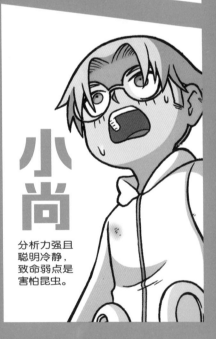

小尚

分析力强且聪明冷静，致命弱点是害怕昆虫。

小S

博士发明的小机器人，有扫描、分析、记录、摄影、通信、打开保护罩等功能的超级微型电脑。

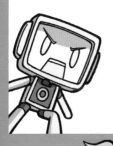

石头

诚实可靠，且非常擅长维修机器，食量大，对昆虫着迷。

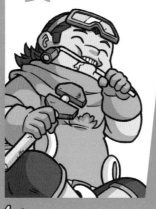

艾美丽

聪明、爱美的电脑高手，平时很严厉，私下却很关心同伴。

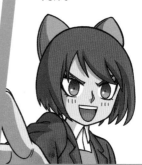

达文西博士

国家科学研究院教授。学识渊博，喜爱冒险，但生性懒散。

戴安娜

研究室基地行政人员，教授的得力助手，是一位成熟、美丽、大方的女人。

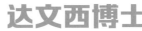

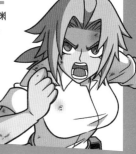

凯恩

魔装之刃最高领导者，也是小尚及珊珊的父亲，意图以激进的手段改变世界，真正目的是为了对付强大的外星人。

阿空

小宇的父亲，全能型发明家，但发明的东西总会有一些缺陷，是一位从宇宙旅行回来的"星际浪者"。

目录

＊本故事纯属虚构

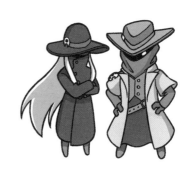

第1章
宇宙帝王开始
行动了！

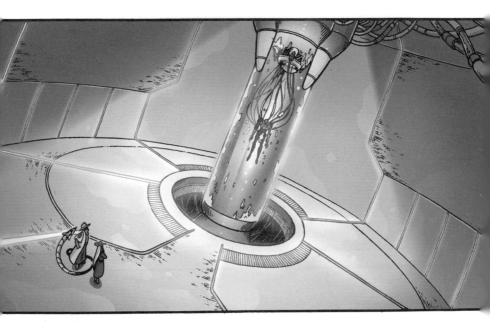

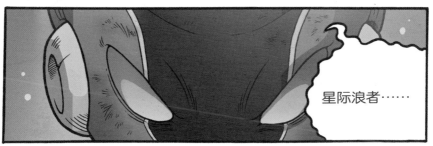

星际浪者……

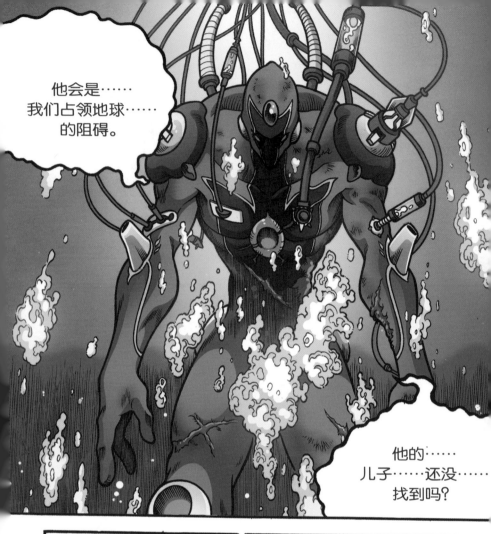

他会是……
我们占领地球……
的阻碍。

他的……
儿子……还没……
找到吗?

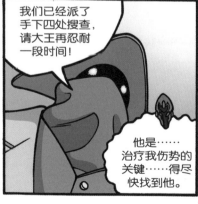

我们已经派了
手下四处搜查,
请大王再忍耐
一段时间!

他是……
治疗我伤势的
关键……得尽
快找到他。

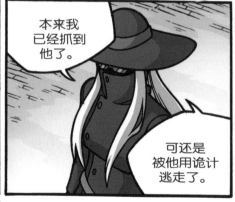

本来我
已经抓到
他了。

可还是
被他用诡计
逃走了。

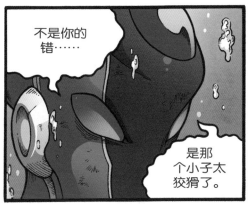

不是你的错……

是那个小子太狡猾了。

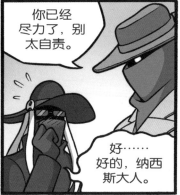

你已经尽力了，别太自责。

好……好的，纳西斯大人。

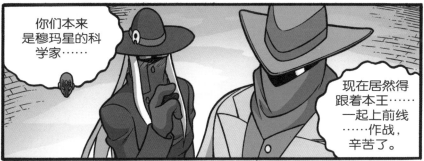

你们本来是穆玛星的科学家……

现在居然得跟着本王……一起上前线……作战，辛苦了。

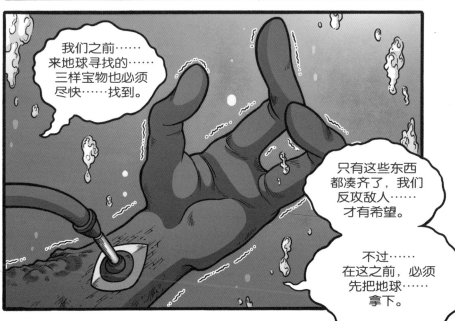

我们之前……来地球寻找的……三样宝物也必须尽快……找到。

只有这些东西都凑齐了，我们反攻敌人……才有希望。

不过……在这之前，必须先把地球……拿下。

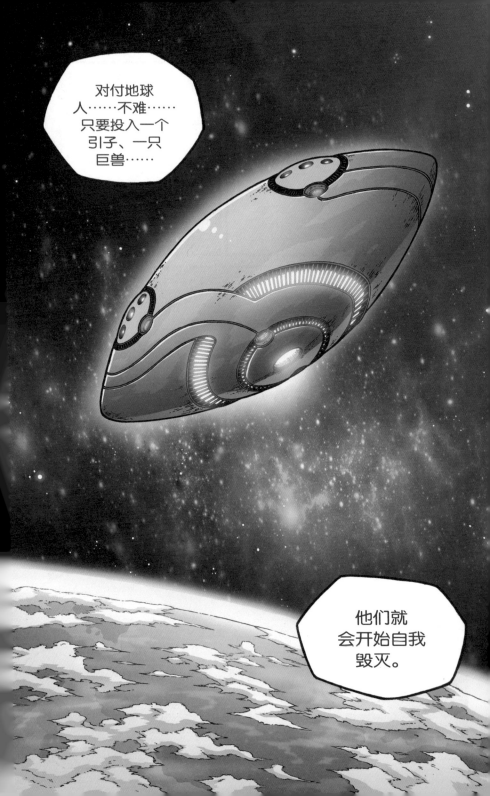

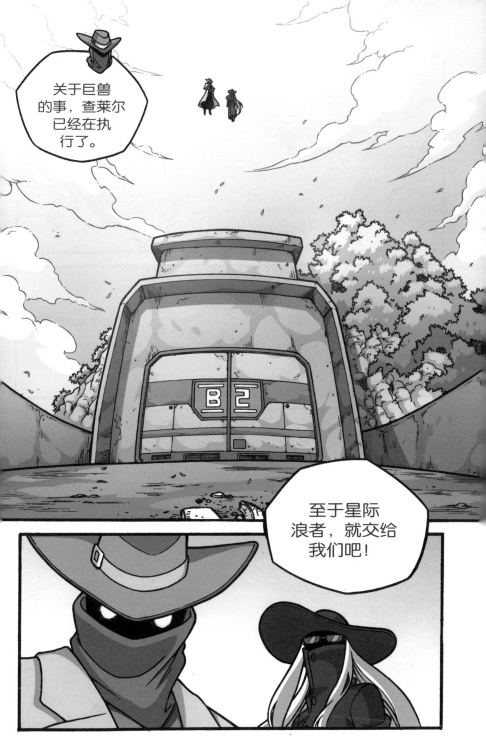

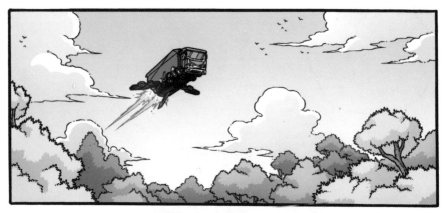

你······
你们好······初
次见面······

我叫小宇。

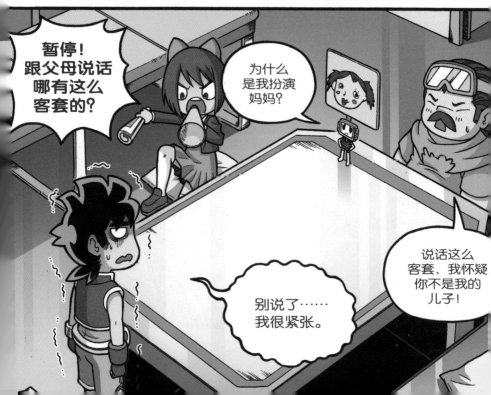

暂停！
跟父母说话
哪有这么
客套的？

为什么
是我扮演
妈妈？

说话这么
客套，我怀疑
你不是我的
儿子！

别说了······
我很紧张。

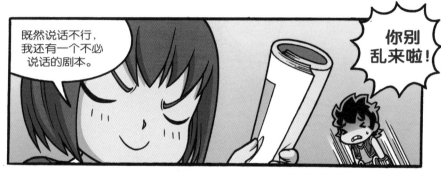

既然说话不行，我还有一个不必说话的剧本。

你别乱来啦！

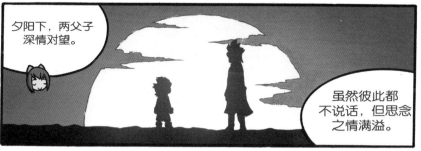

夕阳下，两父子深情对望。

虽然彼此都不说话，但思念之情满溢。

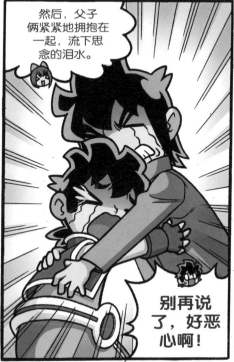

然后，父子俩紧紧地拥抱在一起，流下思念的泪水。

别再说了，好恶心啊！

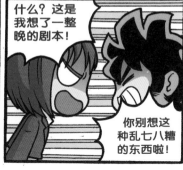

什么？这是我想了一整晚的剧本！

你别想这种乱七八糟的东西啦！

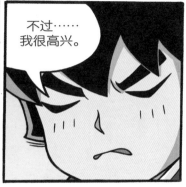

不过……我很高兴。

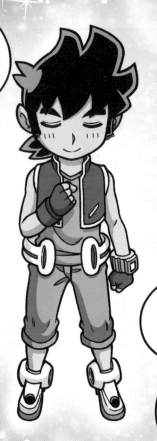

当你们知道我的家人回来了的时候，居然比我还要兴奋。

甚至为了消除我的紧张感而安排了这些彩排。

家人不在身边的时候，是你们让我觉得自己并非孤独一人。

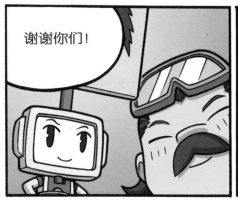

谢谢你们！

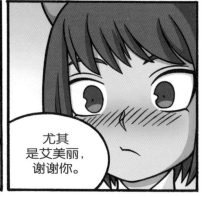

尤其是艾美丽，谢谢你。

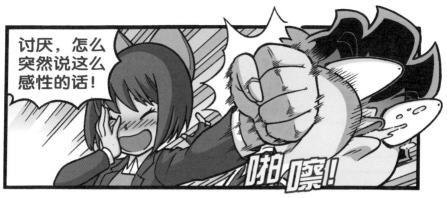

讨厌，怎么突然说这么感性的话！

啪嚓!!

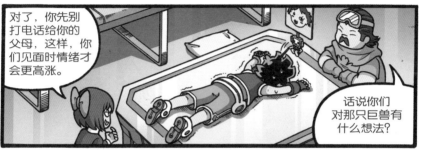

对了，你先别打电话给你的父母，这样，你们见面时情绪才会更高涨。

话说你们对那只巨兽有什么想法?

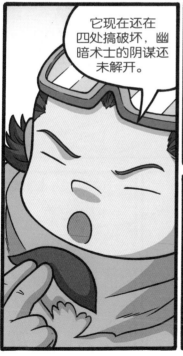

它现在还在四处搞破坏，幽暗术士的阴谋还未解开。

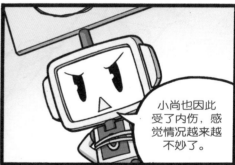

小尚也因此受了内伤，感觉情况越来越不妙了。

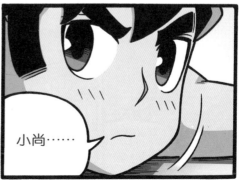

小尚……

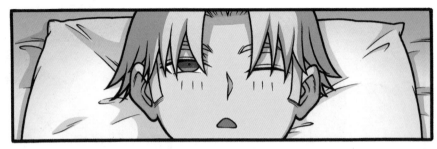

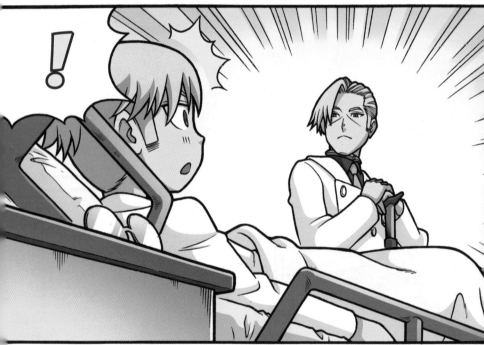

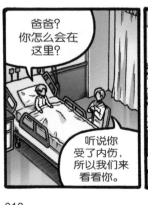

爸爸？你怎么会在这里？

听说你受了内伤，所以我们来看看你。

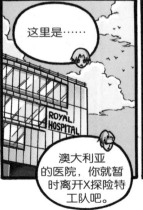

这里是……

澳大利亚的医院，你就暂时离开X探险特工队吧。

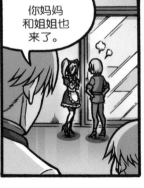

你妈妈和姐姐也来了。

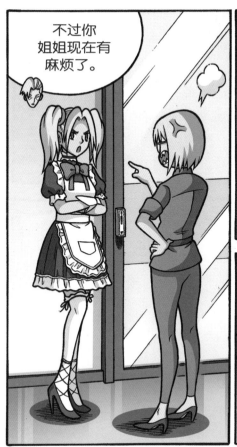

不过你姐姐现在有麻烦了。

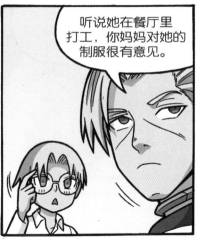

听说她在餐厅里打工，你妈妈对她的制服很有意见。

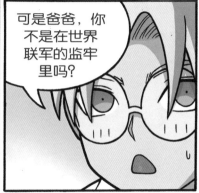

可是爸爸，你不是在世界联军的监牢里吗？

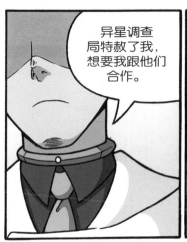

异星调查局特赦了我，想要我跟他们合作。

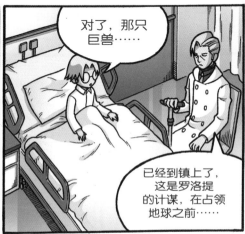

对了，那只巨兽……

已经到镇上了，这是罗洛提的计谋，在占领地球之前……

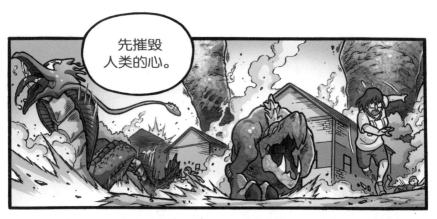

先摧毁
人类的心。

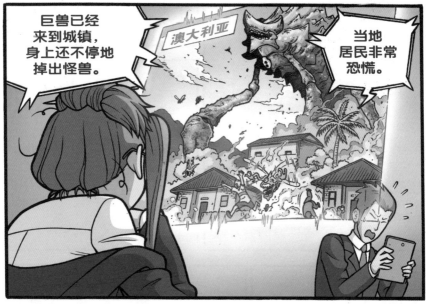

巨兽已经
来到城镇，
身上还不停地
掉出怪兽。

澳大利亚

当地
居民非常
恐慌。

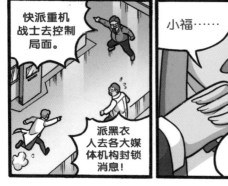

快派重机
战士去控制
局面。

派黑衣
人去各大媒
体机构封锁
消息！

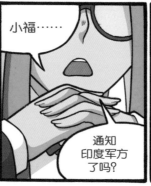

小福……

通知
印度军方
了吗？

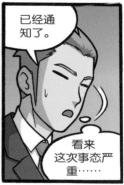

已经通
知了。

看来
这次事态严
重……

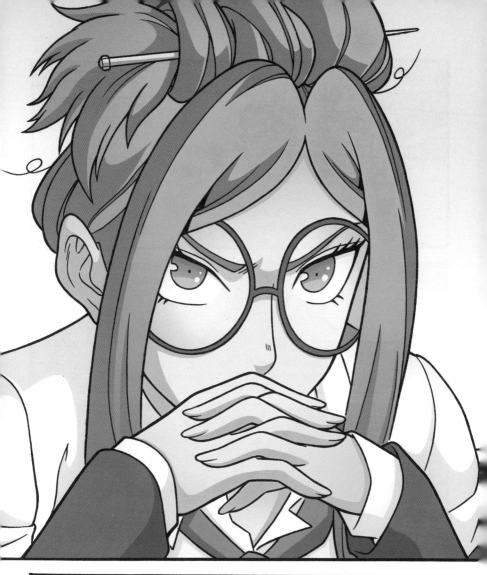

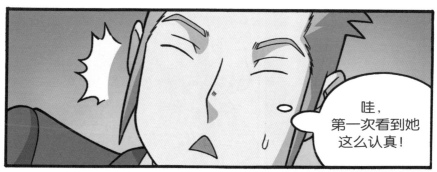

哇，
第一次看到她
这么认真！

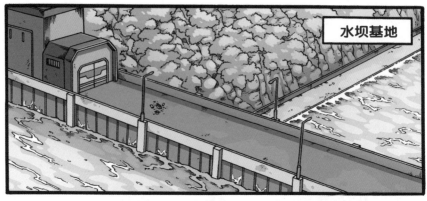

水坝基地

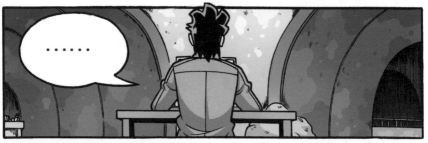

……

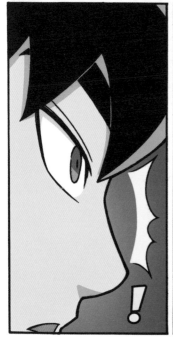

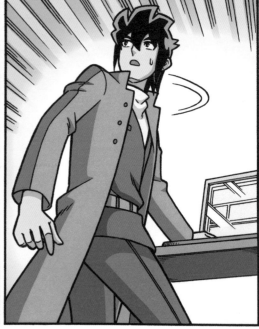

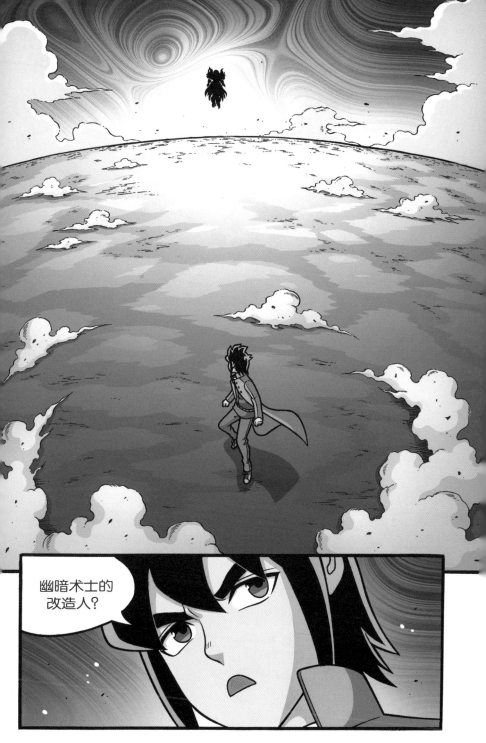

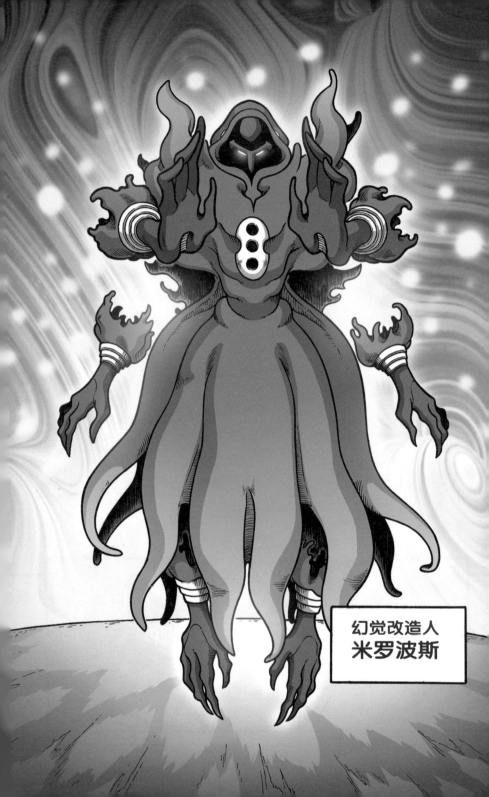

幻觉改造人
米罗波斯

人类的大脑

大脑是我们身体的控制中心，是管理身体感觉、运动及实现高级脑功能的最高级神经中枢。一个成年人的大脑重量为1.2～1.4千克，虽然只占了人体体重的2%，但耗氧量占了全身总耗氧量的25%，所以充足的氧气有助于提高大脑工作的效率。

大脑由灰质、白质和黑质组成，据估计大脑中含有1000亿个神经元和神经胶质细胞。

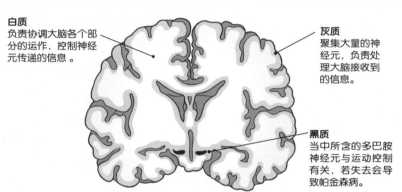

白质
负责协调大脑各个部分的运作，控制神经元传递的信息 。

灰质
聚集大量的神经元，负责处理大脑接收到的信息。

黑质
当中所含的多巴胺神经元与运动控制有关，若失去会导致帕金森病。

人脑的各个部分和功能

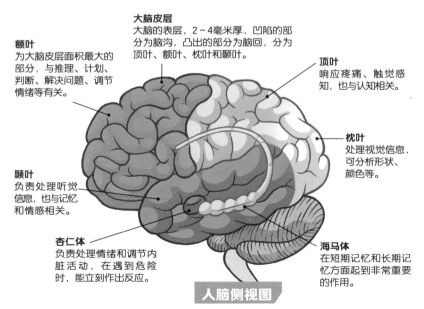

大脑皮层
大脑的表层，2～4毫米厚，凹陷的部分为脑沟，凸出的部分为脑回，分为顶叶、额叶、枕叶和颞叶。

额叶
为大脑皮层面积最大的部分，与推理、计划、判断、解决问题、调节情绪等有关。

顶叶
响应疼痛、触觉感知，也与认知相关。

枕叶
处理视觉信息，可分析形状、颜色等。

颞叶
负责处理听觉信息，也与记忆和情感相关。

杏仁体
负责处理情绪和调节内脏活动，在遇到危险时，能立刻作出反应。

海马体
在短期记忆和长期记忆方面起到非常重要的作用。

人脑侧视图

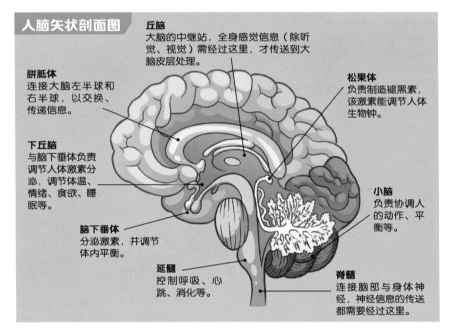

人脑矢状剖面图

丘脑
大脑的中继站，全身感觉信息（除听觉、视觉）需经过这里，才传送到大脑皮层处理。

胼胝体
连接大脑左半球和右半球，以交换、传递信息。

松果体
负责制造褪黑素，该激素能调节人体生物钟。

下丘脑
与脑下垂体负责调节人体激素分泌，调节体温、情绪、食欲、睡眠等。

脑下垂体
分泌激素，并调节体内平衡。

小脑
负责协调人的动作、平衡等。

延髓
控制呼吸、心跳、消化等。

脊髓
连接脑部与身体神经，神经信息的传送都需要经过这里。

神经元和神经胶质细胞

神经元和神经胶质细胞是组成神经系统结构和功能的单位。神经元能感受刺激、整合信息和传导冲动，负责接收、处理和传递信息。而神经胶质细胞对神经元有支持、营养、保护和绝缘等作用。

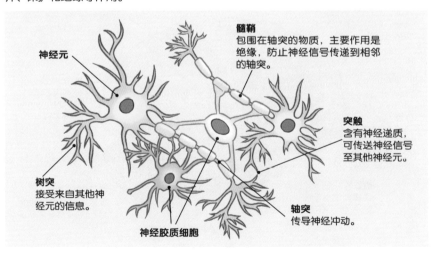

髓鞘
包围在轴突的物质，主要作用是绝缘，防止神经信号传递到相邻的轴突。

神经元

突触
含有神经递质，可传送神经信号至其他神经元。

树突
接受来自其他神经元的信息。

轴突
传导神经冲动。

神经胶质细胞

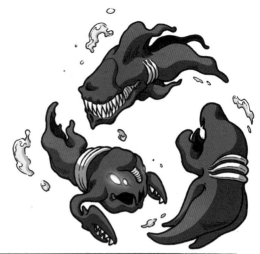

第2章
幻觉之战！
哪个是本体？

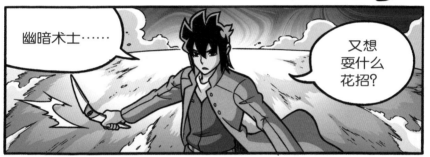

幽暗术士……

又想耍什么花招？

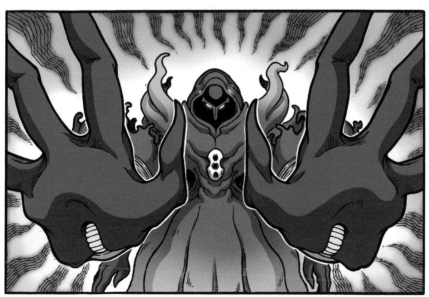

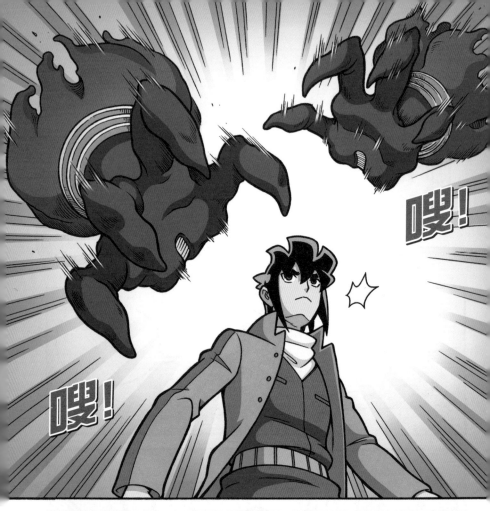

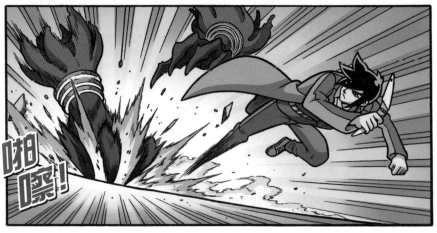

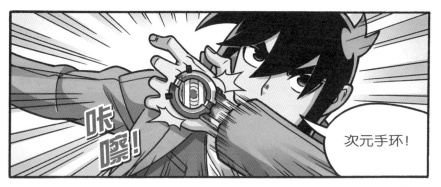

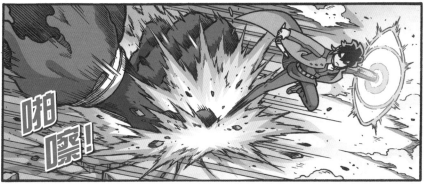

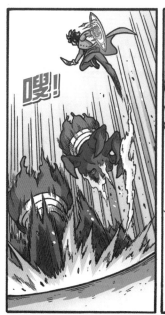

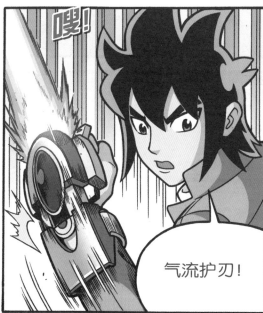

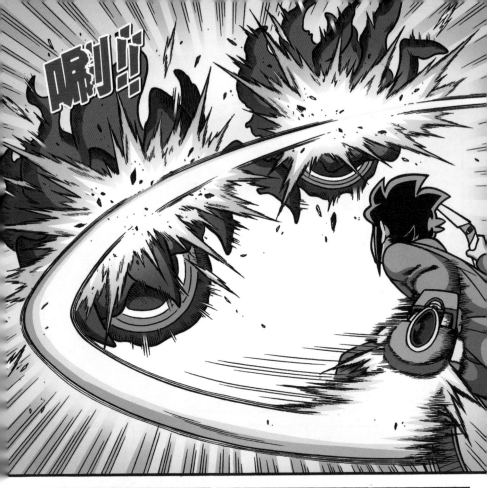

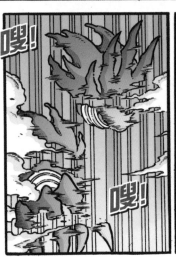

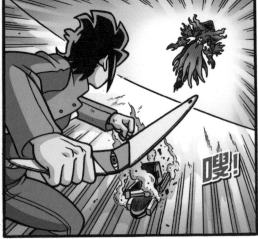

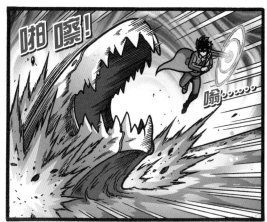

啪嚓!

嘶......

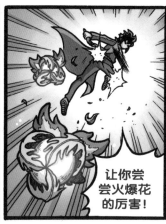

让你尝尝火爆花的厉害!

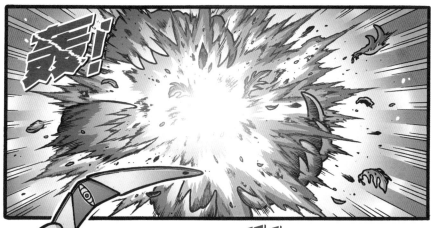

轰!

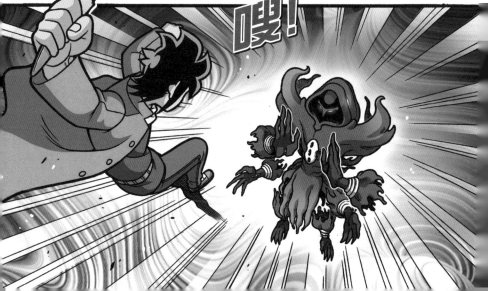

嗖!

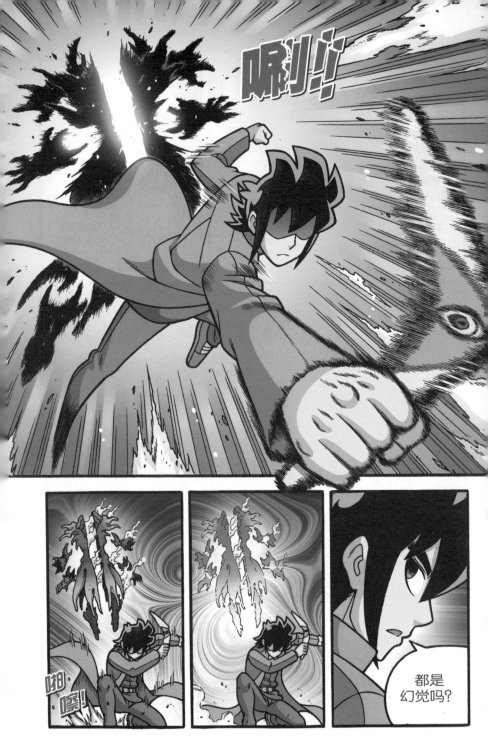

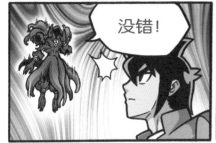

没错!

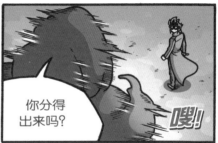

你分得出来吗?

嗖!!

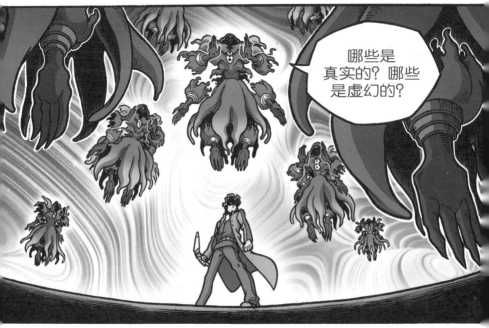

哪些是真实的? 哪些是虚幻的?

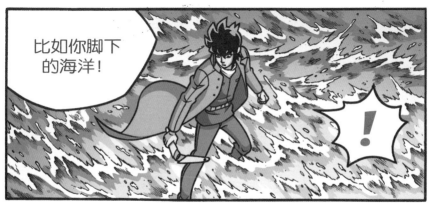

比如你脚下的海洋!

!

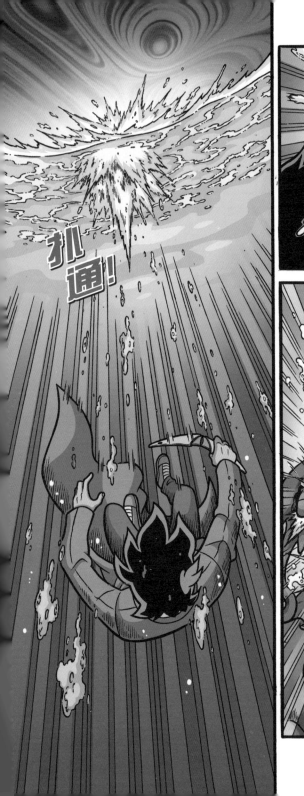
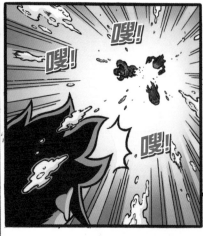
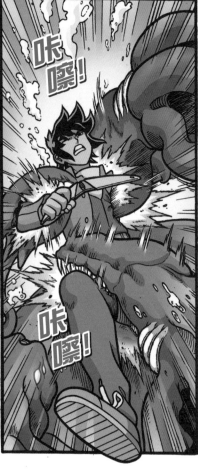

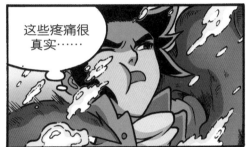

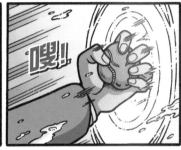

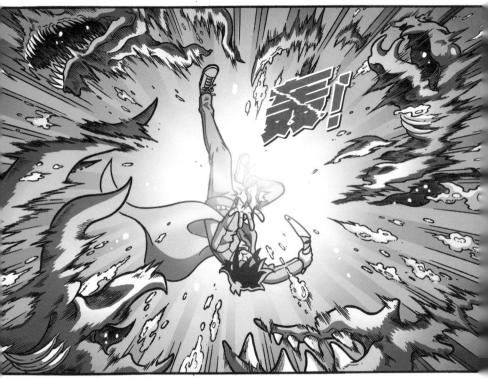

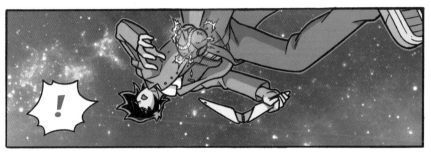

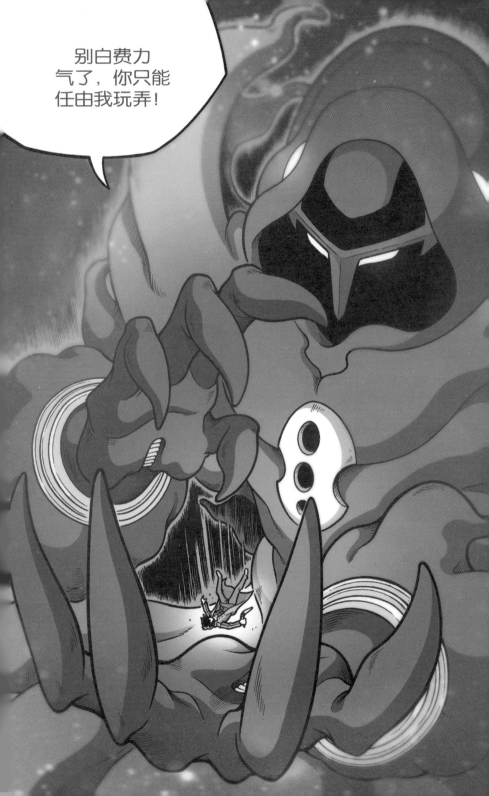

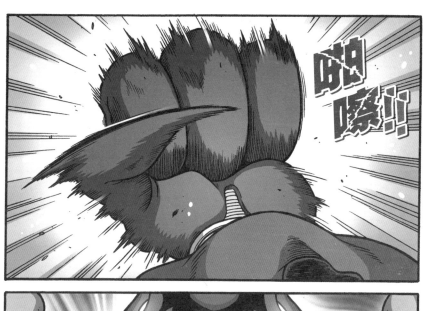

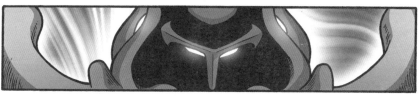

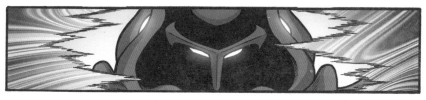

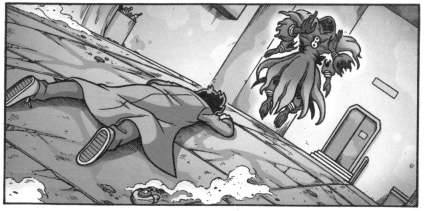

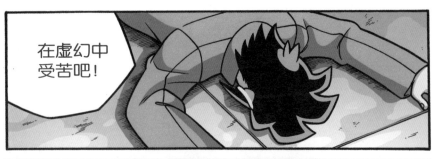

在虚幻中
受苦吧！

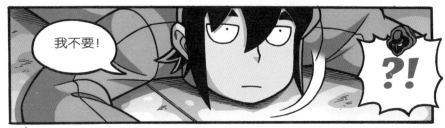

我不要！

?!

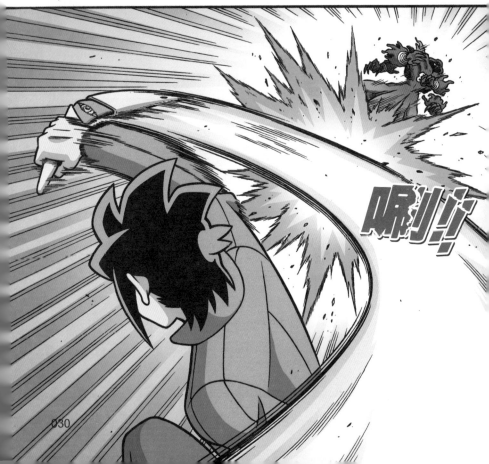

唰！！

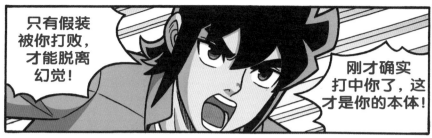

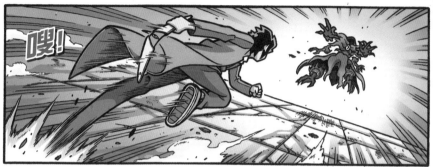

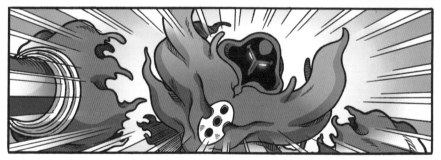

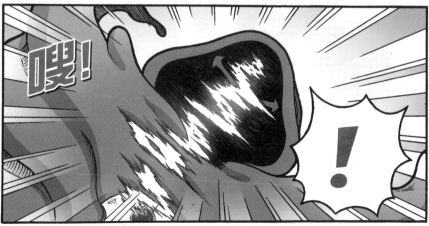

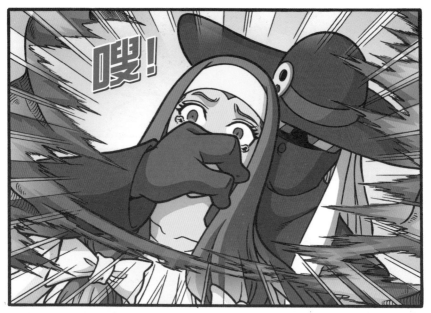

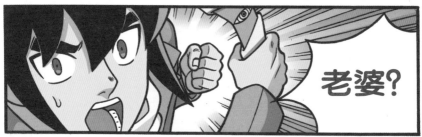

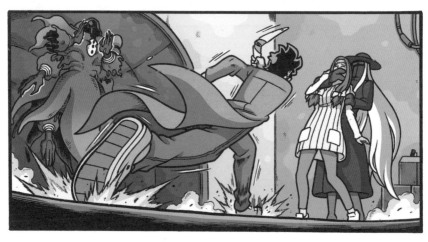

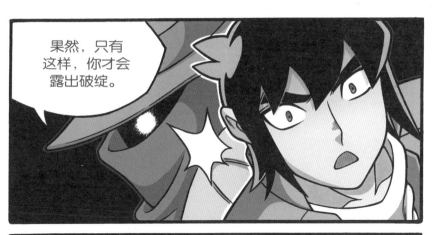

果然，只有这样，你才会露出破绽。

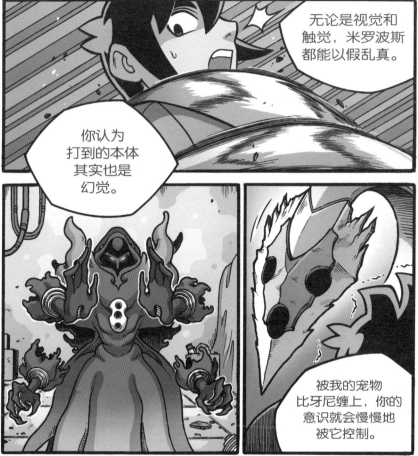

无论是视觉和触觉，米罗波斯都能以假乱真。

你认为打到的本体其实也是幻觉。

被我的宠物比牙尼缠上，你的意识就会慢慢地被它控制。

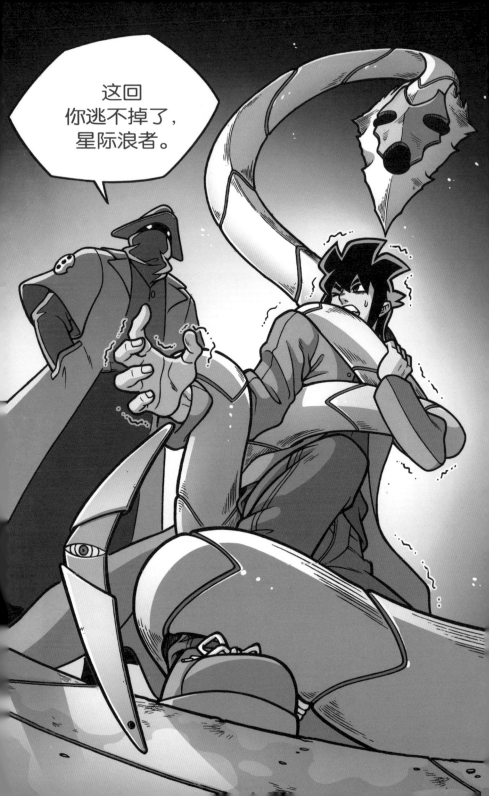

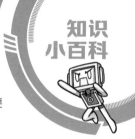

人的左右脑

大脑可分为左脑和右脑，左右脑之间有胼胝体连接着。左脑控制右侧身体，而右脑则控制左侧身体，这也表示我们任何行动都需要左右脑共同合力完成。

左右脑的功能差异

左右脑分工理论是由美国神经生理学家罗杰·斯佩里（Roger Sperry）从割裂脑实验中证实的。他通过人和动物的实验，发现左右脑各有擅长，不过它们并非各自进行，而是互相交换和综合信息。

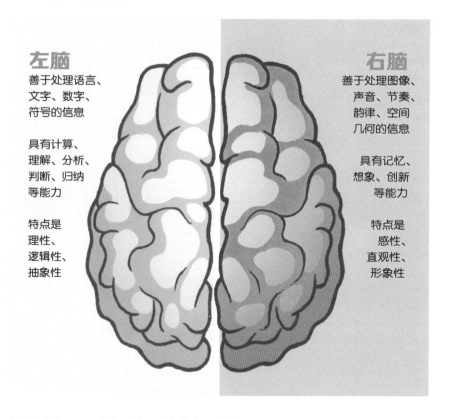

左脑

善于处理语言、
文字、数字、
符号的信息

具有计算、
理解、分析、
判断、归纳
等能力

特点是
理性、
逻辑性、
抽象性

右脑

善于处理图像、
声音、节奏、
韵律、空间
几何的信息

具有记忆、
想象、创新
等能力

特点是
感性、
直观性、
形象性

人的左右脑是不平衡发展的，大多数人是右撇子，即左脑发达；全球只有10%的人是左撇子，即右脑比较发达。不过，也有两手同利的人，即左右手都能使用，仅占少数。这可能是因为日常生活中，大部分工具都是为右撇子而设的，让左撇子也会使用右手。当然右撇子也有可能因为手受伤，而变成两手同利。

脑电波

人类的大脑里有很多神经细胞，它们无时无刻不在活动，还会发出电磁波。这些电磁波可以用电子扫描仪器检测出来，称之为脑电波。19世纪末，德国生理学家柏格（Hans Berger）因观察电鳗会发出电波，从而推断人类的脑中也有电波，并于1929年第一次发表人类脑波的记录，这种脑波的记录被称为脑电波图。

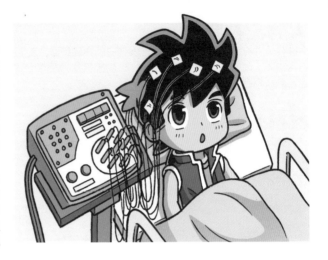

脑电波的种类

依照不同的频率，可将脑电波分为以下四种波段。

β波（Beta） 频率为14～30Hz 当人处在一种日常清醒状态下，如进行推理、逻辑思考、分析，或压力大、紧张、烦恼时释放，为意识层面的脑电波。	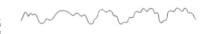
α波（Alpha） 频率为8～13Hz 当人处于完全放松的精神状态下，如闭上眼睛、发挥想象力、心不在焉、专注力下降、放空等状态时释放，为意识与潜意识之间的脑电波。	
θ波（Theta） 频率为4～7Hz 当人处于睡眠的初期阶段，即睡意蒙眬时释放，为潜意识的脑电波。	
δ波（Delta） 频率为0.5～3Hz 当人处于深度睡眠阶段，如呼吸缓慢、心跳慢、血压和体温下降时释放，为无意识的脑电波。	

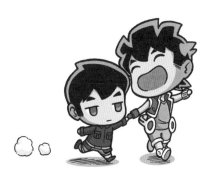

第3章
**又见面了，
哥……**

现在该怎么办?

对啊!

艾玛局长，你的人不是去解决这个问题了吗?

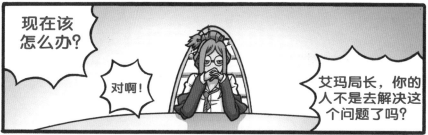

已经有超过两万人看到巨兽了，消除这么多人的记忆很困难!

我建议马上禁止外星人登陆地球，不再收留他们!

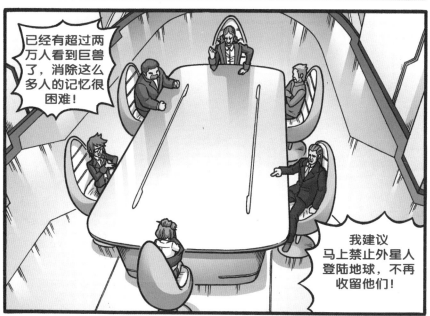

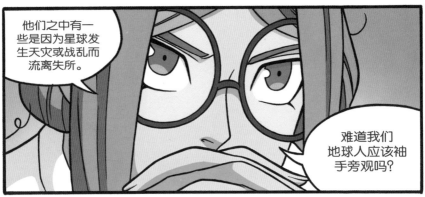

他们之中有一些是因为星球发生天灾或战乱而流离失所。

难道我们地球人应该袖手旁观吗?

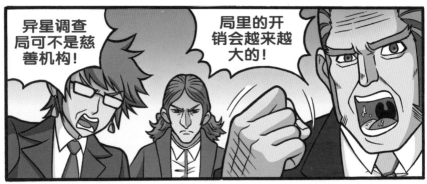

异星调查局可不是慈善机构!

局里的开销会越来越大的!

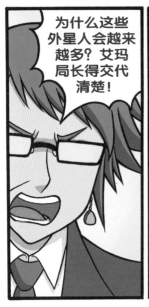

为什么这些外星人会越来越多?艾玛局长得交代清楚!

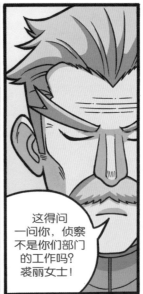

这得问一问你,侦察不是你们部门的工作吗?裴丽女士!

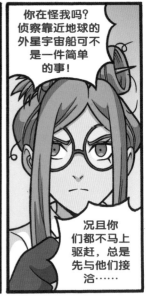

你在怪我吗?侦察靠近地球的外星宇宙船可不是一件简单的事!

况且你们都不马上驱赶,总是先与他们接洽……

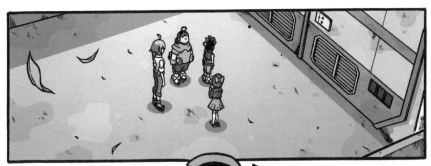

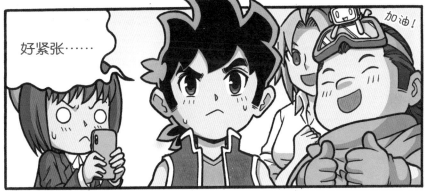

好紧张……

加油！

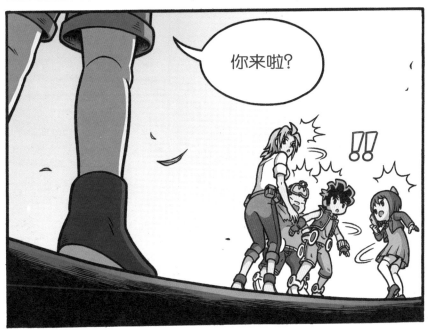

你来啦？

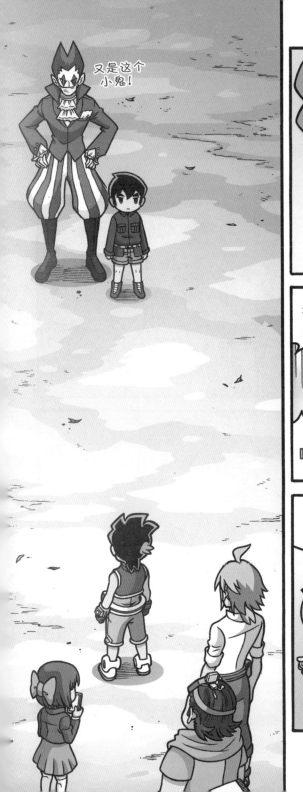
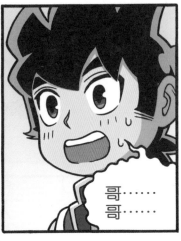
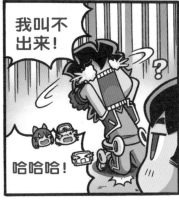
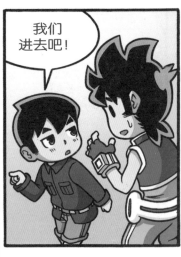

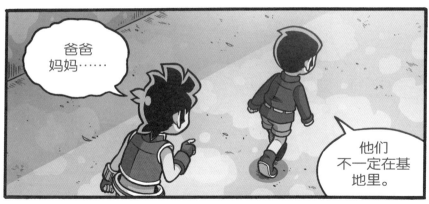

爸爸妈妈……

他们不一定在基地里。

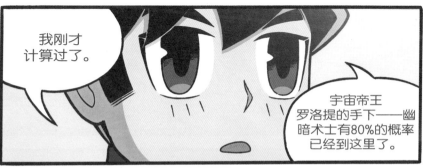

我刚才计算过了。

宇宙帝王罗洛提的手下——幽暗术士有80%的概率已经到这里了。

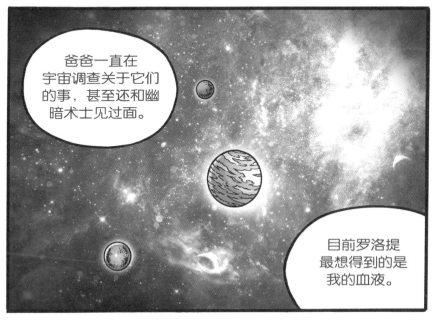

爸爸一直在宇宙调查关于它们的事，甚至还和幽暗术士见过面。

目前罗洛提最想得到的是我的血液。

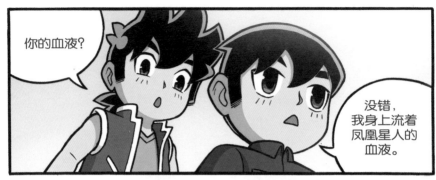

你的血液?

没错,
我身上流着
凤凰星人的
血液。

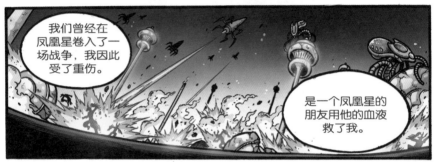

我们曾经在凤凰星卷入了一场战争,我因此受了重伤。

是一个凤凰星的朋友用他的血液救了我。

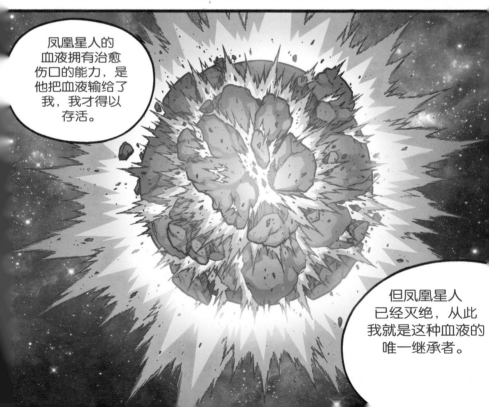

凤凰星人的血液拥有治愈伤口的能力,是他把血液输给了我,我才得以存活。

但凤凰星人已经灭绝,从此我就是这种血液的唯一继承者。

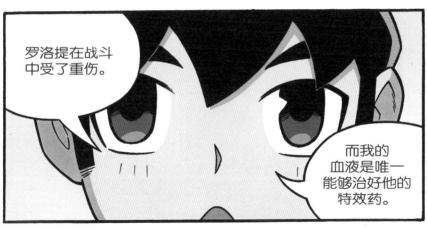

罗洛提在战斗中受了重伤。

而我的血液是唯一能够治好他的特效药。

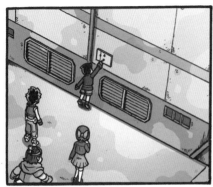

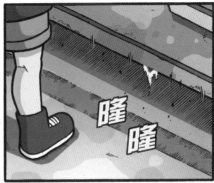

隆

隆

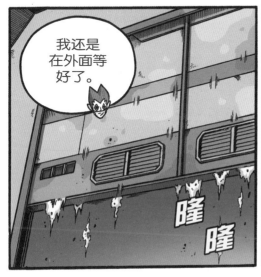

我还是在外面等好了。

隆

隆

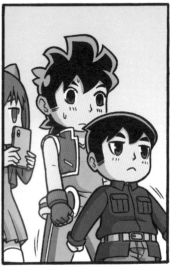

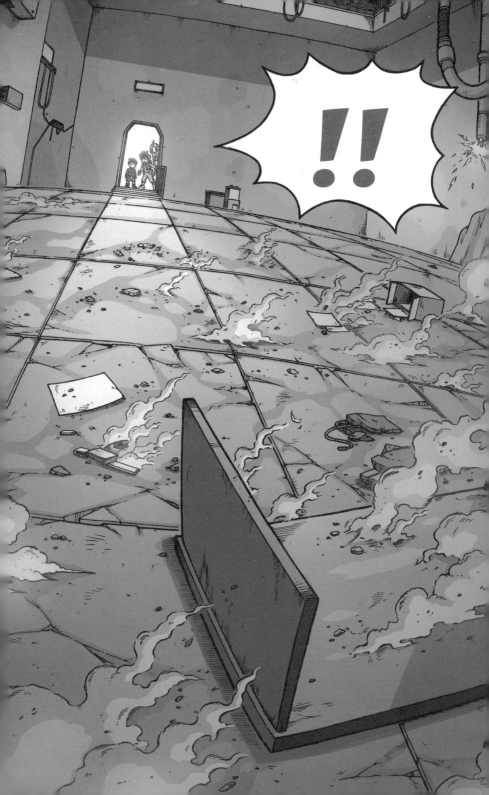

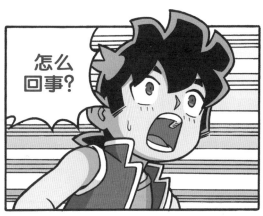

怎么回事?

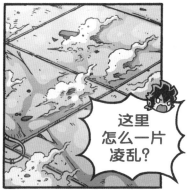

这里怎么一片凌乱?

我的推算果然没错。

幽暗术士来过了。

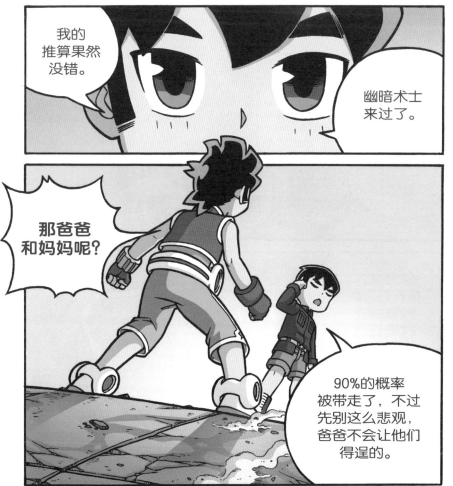

那爸爸和妈妈呢?

90%的概率被带走了,不过先别这么悲观,爸爸不会让他们得逞的。

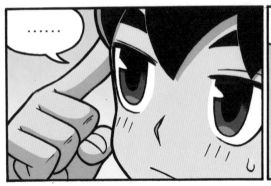

……

去那边。

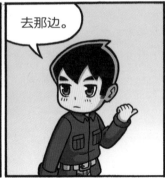

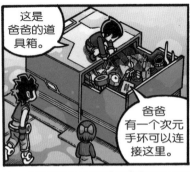

这是爸爸的道具箱。

爸爸有一个次元手环可以连接这里。

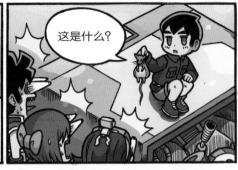

这是什么?

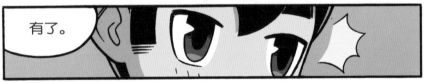

有了。

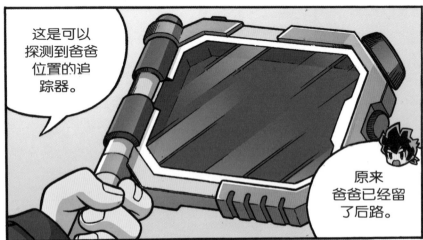

这是可以探测到爸爸位置的追踪器。

原来爸爸已经留了后路。

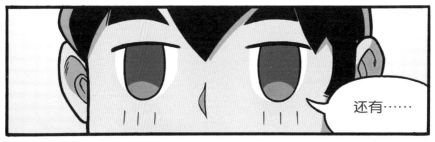

还有……

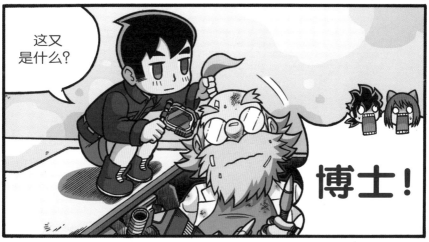

这又是什么?

博士!

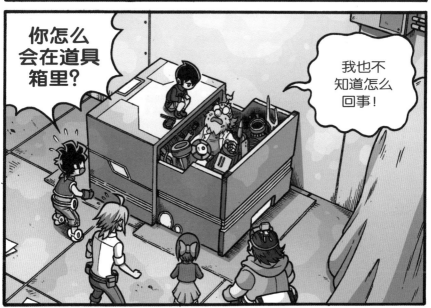

你怎么会在道具箱里?

我也不知道怎么回事!

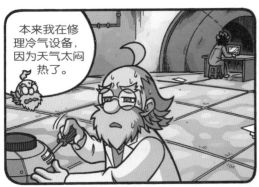

本来我在修理冷气设备，因为天气太闷热了。

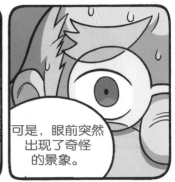

可是，眼前突然出现了奇怪的景象。

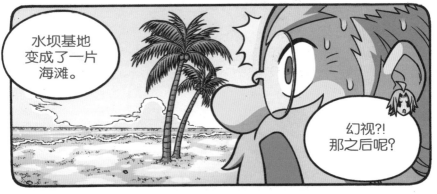

水坝基地变成了一片海滩。

幻视?!那之后呢?

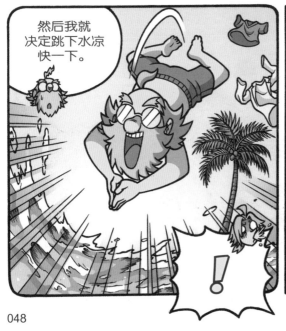

然后我就决定跳下水凉快一下。

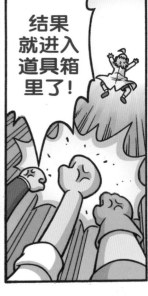

结果就进入道具箱里了!

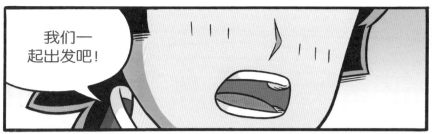

我们一起出发吧!

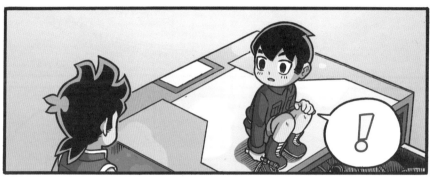

我们一起把爸爸妈妈找回来。

途中你告诉我一些关于他们的事,好吗?

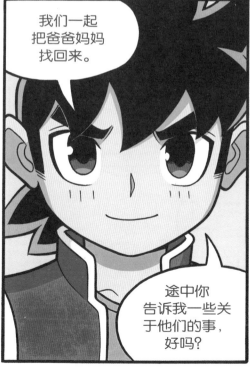

哥……哥……

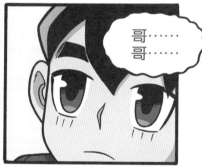

我还是叫不出来!

哈哈哈!

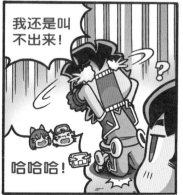

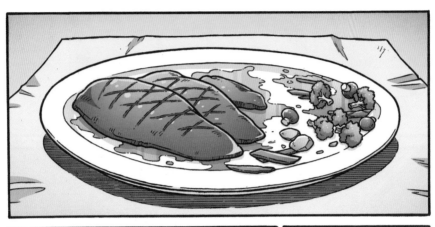

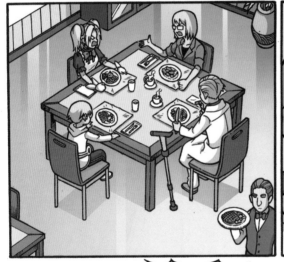

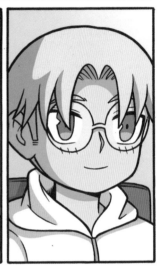

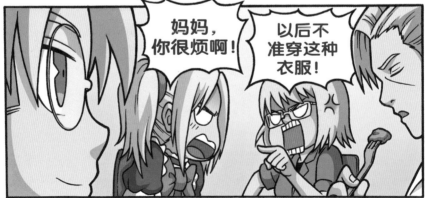

妈妈，你很烦啊！

以后不准穿这种衣服！

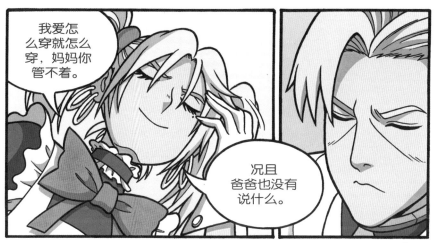

我爱怎么穿就怎么穿，妈妈你管不着。

况且爸爸也没有说什么。

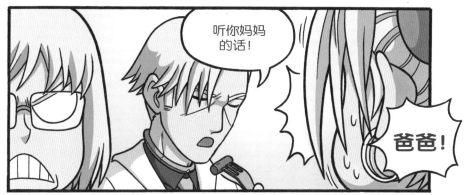

听你妈妈的话！

爸爸！

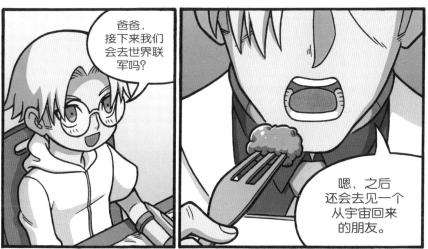

爸爸，接下来我们会去世界联军吗？

嗯，之后还会去见一个从宇宙回来的朋友。

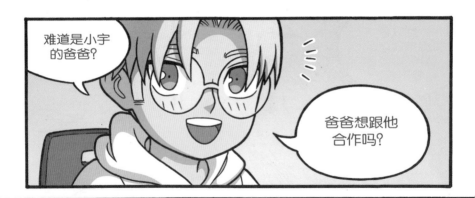

难道是小宇的爸爸?

爸爸想跟他合作吗?

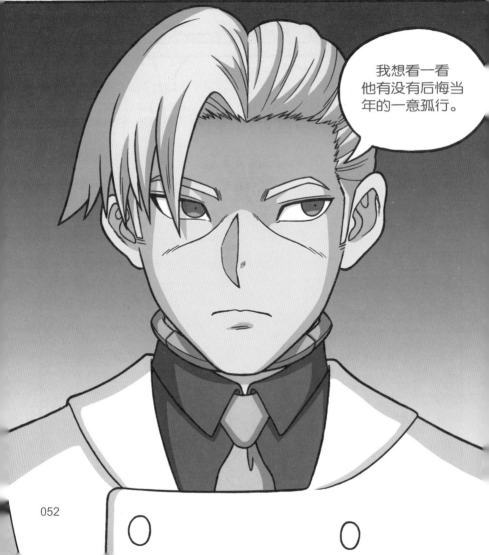

我想看一看他有没有后悔当年的一意孤行。

电脑对比大脑

人类的大脑约有1000亿个神经元来处理和传递信息。而电脑则是依靠中央处理器来进行运算。电脑被发明出来是为了帮助人类处理及计算复杂的数据。电脑能够长时间、快速、精确且有效地进行工作，这是人脑很难达到的。但人脑能产生想象力、情绪，具有推理能力和独立思维。

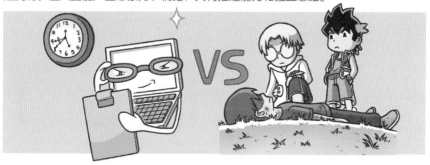

电脑比人脑更强吗？

围棋是最复杂的棋类游戏之一，《时代》杂志曾表示电脑要在围棋上战胜人类，还需要很长一段时间。不过在2015年，谷歌DeepMind推出的人工智能程序Alpha Go，先以5：0击败了欧洲围棋冠军樊麾，之后在2016年，以4：1击败世界冠军职业棋手李世石。而李世石表示，他看不出Alpha Go的任何弱点，它走棋的方式几乎完美。这场比赛引起世界哗然，这也是人工智能发展的重要里程碑。

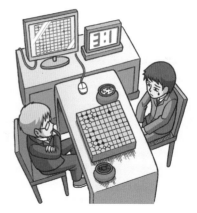

机器人发明了另一种语言？

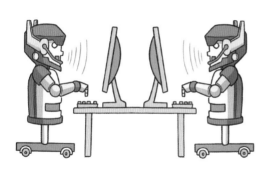

脸书（Facebook）的人工智能研究员为了让机器人学会谈判，开发了一个人工智能系统。研究人员将两个机器人放在一起进行对话，最后发现它们发展出人类无法理解的语言，这让研究者不得不中断系统。不过后来研究人员表示是因为忘了设定"用英语沟通"的程序，才导致它们"胡言乱语"。

感觉到不存在的事物——幻觉

幻觉是指患者能感受到不存在、虚幻的事物，并没有客观现实的依据。而且不一定只有精神病患者才会出现幻觉，一般人在极度焦虑、高度紧张或受到强烈刺激的影响下，也有可能出现幻觉。比如一只宠物去世了，主人感到悲痛万分，有时会产生听到宠物叫声的幻听等。幻觉可分为幻视、幻听、幻触、幻嗅。

抑制多巴胺

大脑的神经传导物质多巴胺过度分泌的话，可能会产生幻觉。曾经有实验证明精神分裂症患者服用多巴胺释放药物后，出现了更严重的幻听。如果要抑制病情，需服用阻断多巴胺的抗精神病药。

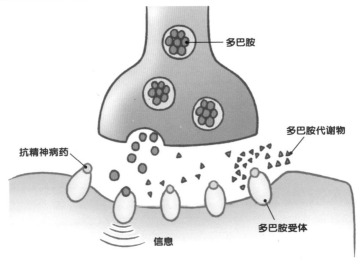

幻觉和精神分裂症有什么不一样？

幻觉只是精神分裂症的其中一个症状，而且患有精神分裂症的患者并不一定会出现幻觉。若因强烈的情绪影响而导致其产生幻觉，只要找出具体原因，经过一段时间的心理调整和治疗，就会完全康复。

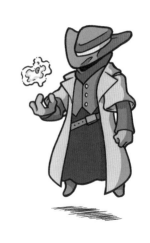

第4章
情况不妙，
骑士回归！

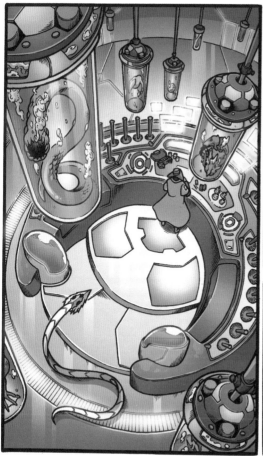

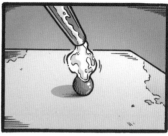

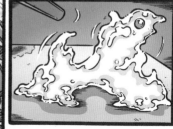

改造人术士！

！

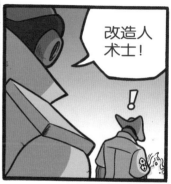

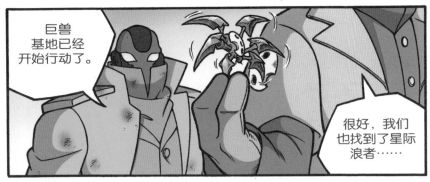

巨兽基地已经开始行动了。

很好，我们也找到了星际浪者……

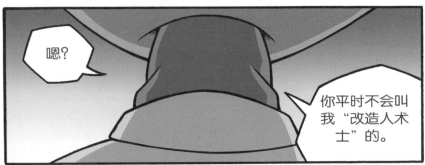

嗯？

你平时不会叫我"改造人术士"的。

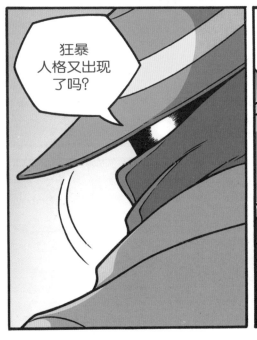

狂暴人格又出现了吗？

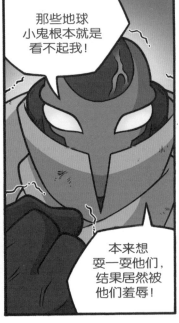

那些地球小鬼根本就是看不起我！

本来想要一要他们，结果居然被他们羞辱！

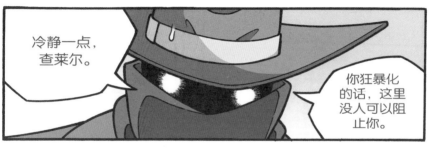

冷静一点，
查莱尔。

你狂暴化
的话，这里
没人可以阻
止你。

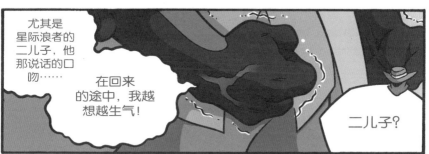

尤其是
星际浪者的
二儿子，他
那说话的口
吻……

在回来
的途中，我越
想越生气！

二儿子？

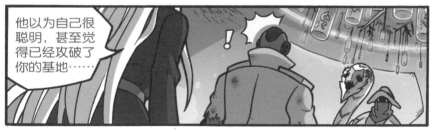

他以为自己很
聪明，甚至觉
得已经攻破了
你的基地……

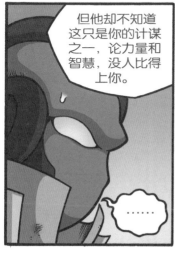

但他却不知道
这只是你的计谋
之一，论力量和
智慧，没人比得
上你。

……

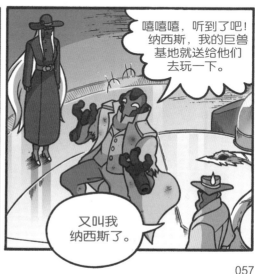

嘻嘻嘻，听到了吧！
纳西斯，我的巨兽
基地就送给他们
去玩一下。

又叫我
纳西斯了。

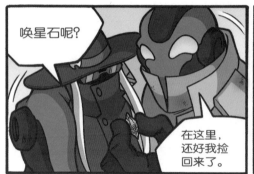

唤星石呢?

在这里,还好我捡回来了。

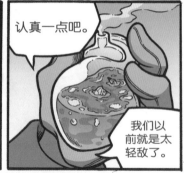

认真一点吧。

我们以前就是太轻敌了。

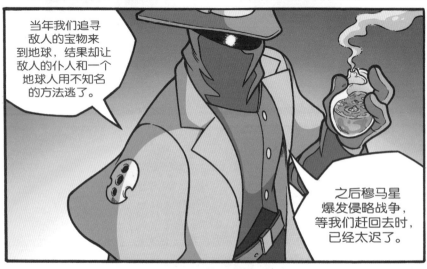

当年我们追寻敌人的宝物来到地球,结果却让敌人的仆人和一个地球人用不知名的方法逃了。

之后穆马星爆发侵略战争,等我们赶回去时,已经太迟了。

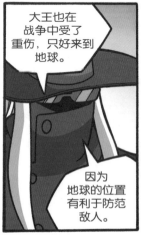

大王也在战争中受了重伤,只好来到地球。

因为地球的位置有利于防范敌人。

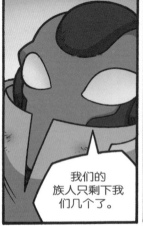

我们的族人只剩下我们几个了。

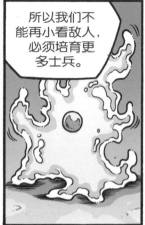

所以我们不能再小看敌人,必须培育更多士兵。

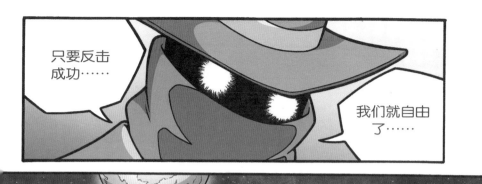

只要反击成功……

我们就自由了……

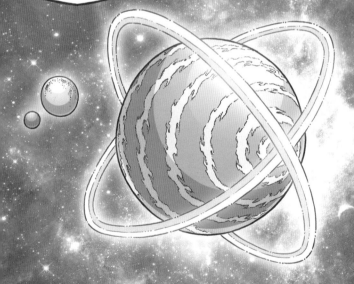

我们就可以回穆马星了。

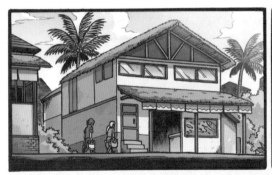

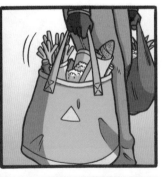

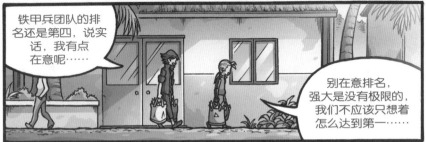

铁甲兵团队的排名还是第四，说实话，我有点在意呢……

别在意排名，强大是没有极限的，我们不应该只想着怎么达到第一……

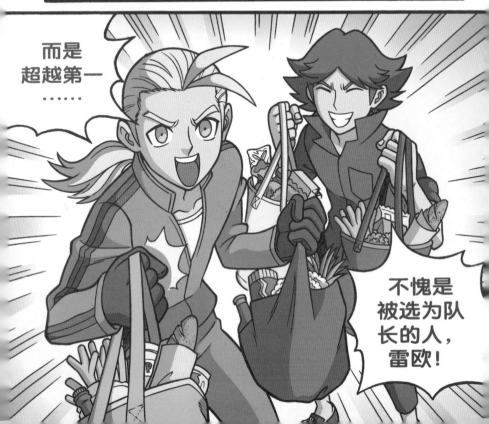

而是超越第一……

不愧是被选为队长的人，雷欧！

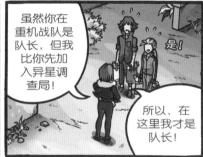

虽然你在重机战队是队长，但我比你先加入异星调查局！

是！

所以，在这里我才是队长！

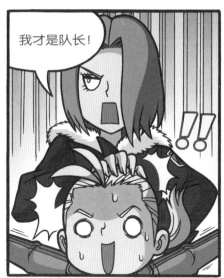

我才是队长！

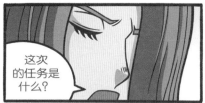

这次的任务是什么？

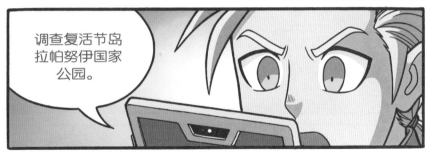

调查复活节岛拉帕努伊国家公园。

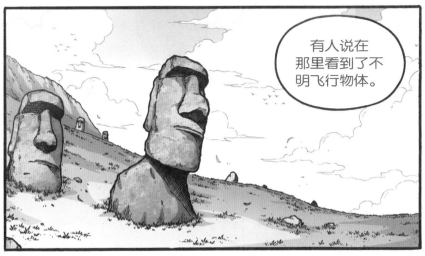

有人说在那里看到了不明飞行物体。

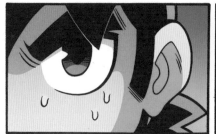
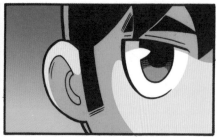

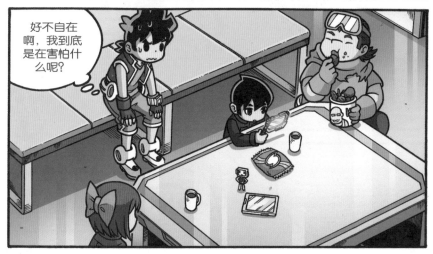

好不自在啊，我到底是在害怕什么呢？

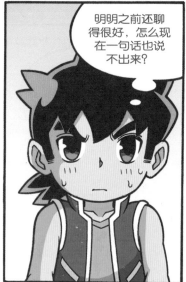

明明之前还聊得很好，怎么现在一句话也说不出来？

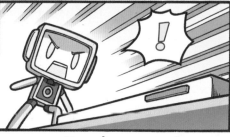

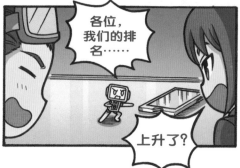

各位，我们的排名……

上升了？

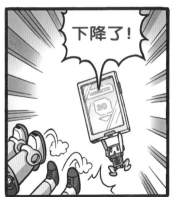

下降了!

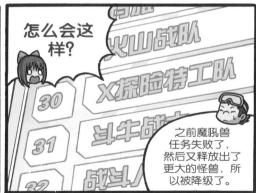

怎么会这样?

火山战队

X探险特工队

斗牛战士

之前魔吼兽任务失败了，然后又释放出了更大的怪兽，所以被降级了。

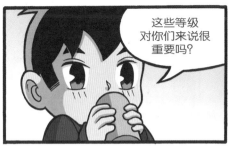

这些等级对你们来说很重要吗?

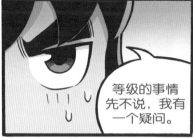

等级的事情先不说，我有一个疑问。

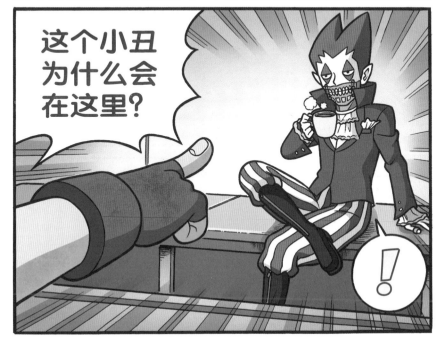

这个小丑为什么会在这里?

！

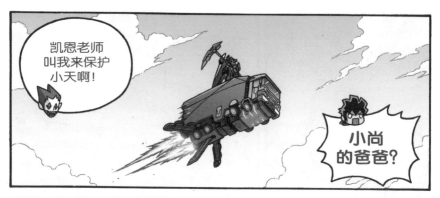

凯恩老师叫我来保护小天啊!

小尚的爸爸?

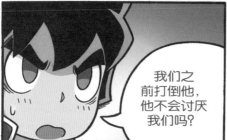

我们之前打倒他,他不会讨厌我们吗?

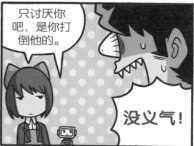

只讨厌你吧,是你打倒他的。

没义气!

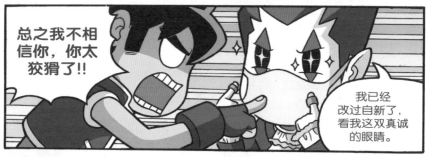

总之我不相信你,你太狡猾了!!

我已经改过自新了,看我这双真诚的眼睛。

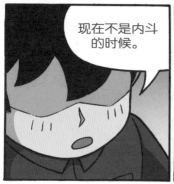

现在不是内斗的时候。

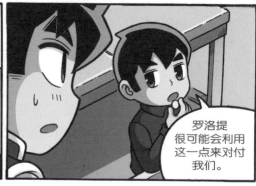

罗洛提很可能会利用这一点来对付我们。

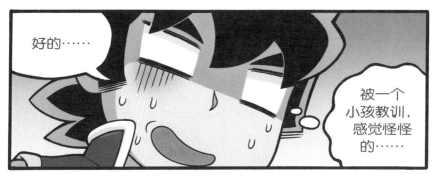

好的……

被一个小孩教训，感觉怪怪的……

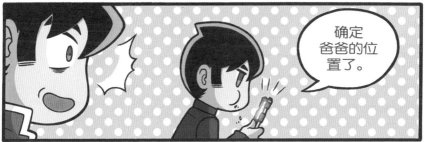

确定爸爸的位置了。

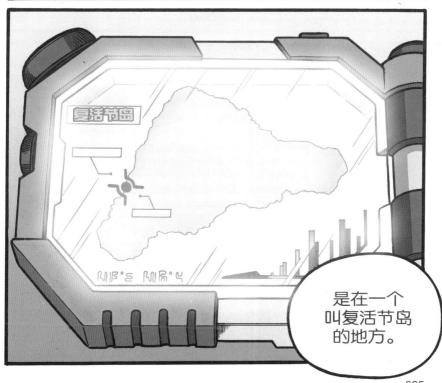

复活节岛

是在一个叫复活节岛的地方。

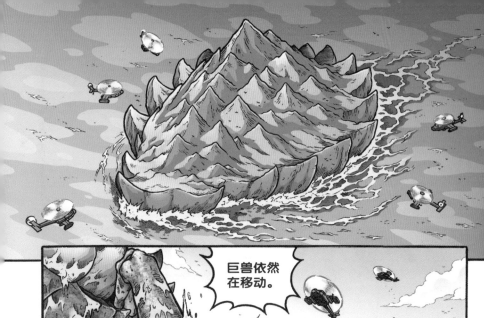

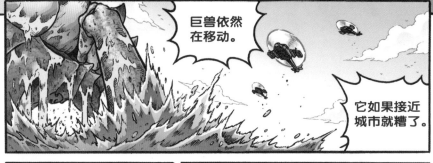

巨兽依然在移动。

它如果接近城市就糟了。

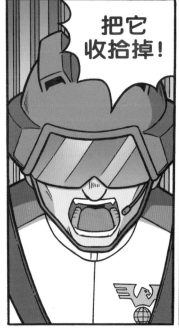

把它收拾掉！

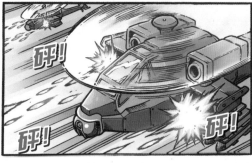

砰！

砰！

砰！

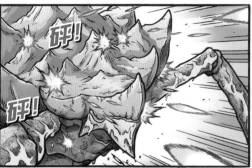

砰！

砰！

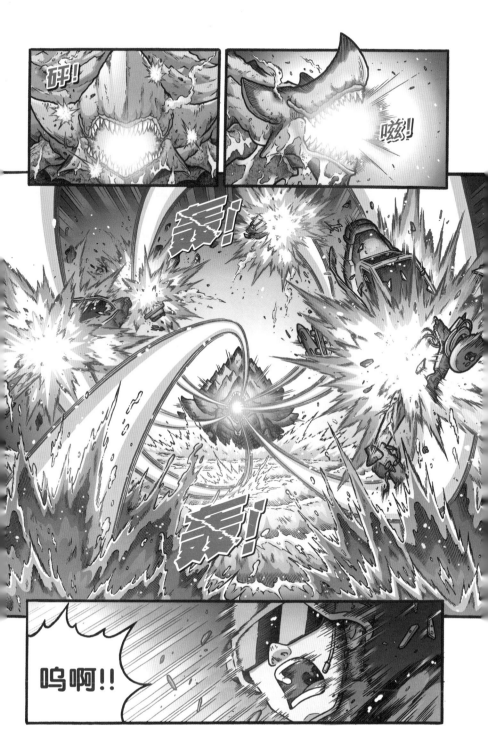

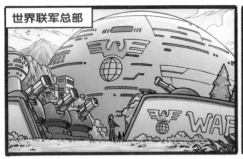

世界联军总部

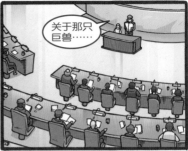

关于那只巨兽……

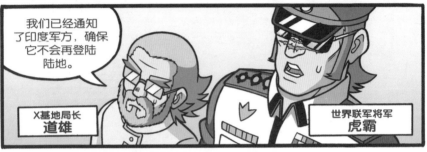

我们已经通知了印度军方，确保它不会再登陆陆地。

X基地局长
道雄

世界联军将军
虎霸

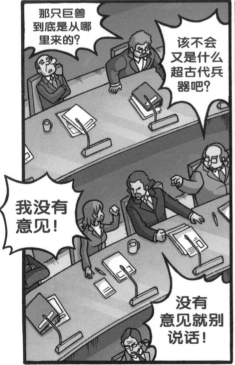

那只巨兽到底是从哪里来的？

该不会又是什么超古代兵器吧？

我没有意见！

没有意见就别说话！

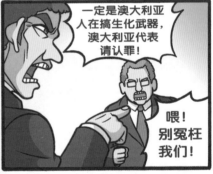

一定是澳大利亚人在搞生化武器，澳大利亚代表请认罪！

喂！别冤枉我们！

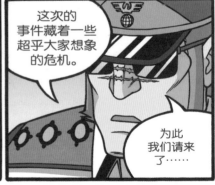

这次的事件藏着一些超乎大家想象的危机。

为此我们请来了……

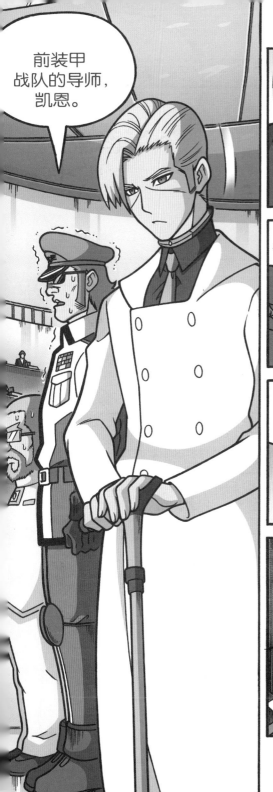

前装甲战队的导师，凯恩。

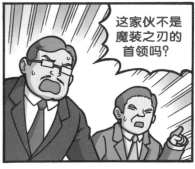

这家伙不是魔装之刃的首领吗？

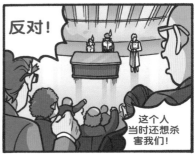

反对！

这个人当时还想杀害我们！

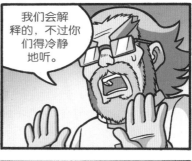

我们会解释的，不过你们得冷静地听。

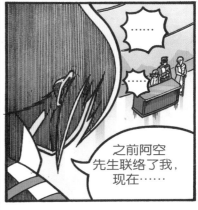

……

……

之前阿空先生联络了我，现在……

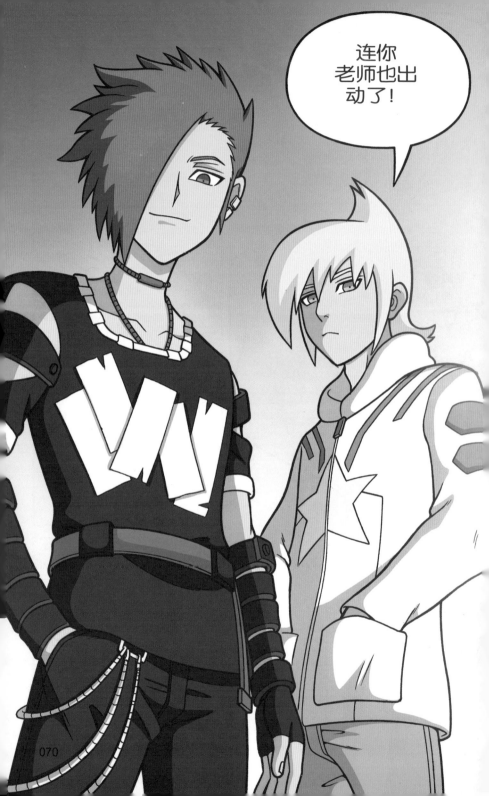

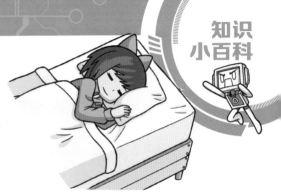

睡眠

人的一生当中有三分之一的时间花在睡眠上，当人处于睡眠状态时，人的大脑和身体可以获得休息与恢复，良好的睡眠习惯有助于人们日常的工作和学习。

睡眠周期

在睡眠时，我们的大脑没有完全休息，它会释放不同频率的脑电波。睡眠还有一套固定的睡眠周期。睡眠周期有5个阶段，一个周期约90分钟，当我们睡觉时，一般会重复循环4~5个睡眠周期。

第一阶段 入睡期

准备开始进入睡眠，此时会昏昏欲睡，呼吸规律，脉搏均匀。以α波为主。

第二阶段 浅睡期

属于浅眠阶段，虽然睡着，但容易被唤醒，呼吸规律，体温降低。以θ波为主。

第三阶段 熟睡期

进入深度睡眠，不容易被唤醒，呼吸变缓，心率、血压下降，身体放松。以θ波和δ波为主。

第四阶段 深睡期

睡眠更深，很难被唤醒，这时会分泌生长激素，促进生长和组织愈合。以δ波为主。

第五阶段 快速动眼期

眼球会快速转动，大脑与清醒时一样活跃，脸部肌肉放松，呼吸不稳定，血压上升，还会频繁做梦。这个阶段对巩固大脑功能，如记忆、学习等有重要作用。以40~60Hz的γ波为主。

睡眠不足会怎样？

根据研究显示，正值学龄的儿童每天需要至少10小时睡眠时间，如果睡眠不足，免疫力会下降，白天容易打瞌睡，注意力不集中，学习和记忆能力会下降，生长发育情况欠佳，也会有超重和肥胖的风险。良好的睡眠习惯应该从小开始培养，这样，才能拥有健康的身体。

催眠

催眠是以催眠术诱起的使人的意识处于恍惚状态的意识范围变窄。通过当事人自我催眠，或由催眠师引导，如专注呼吸、听某些声音、集中注意力和想象等方式，进入催眠状态。其实我们每天都活在自我暗示（对着镜子自我激励）或他人暗示（广告）中，只是发生在不经意间而没有被察觉。

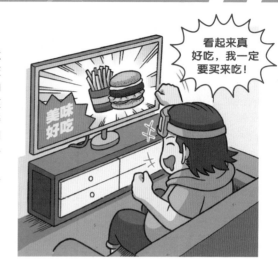

看起来真好吃，我一定要买来吃！

美味好吃

催眠疗法

医学上已有许多证据表明，人们在催眠期间可能会揭露一些潜藏在心底的负面情绪或压力，当事人借此能够更了解自己，从而建立自信或治疗诸如失眠、强迫症、忧郁症、焦虑症等心理疾病。

• 意志力薄弱的人才容易被催眠吗？

不是，这需要被催眠者和催眠师之间的合作与信任，还有足够的专注力，被催眠者才能接受提示进入催眠状态。所以，专注力差或自我保护机制很强的人是不容易被催眠的。

• 一旦被催眠就会被人操控吗？

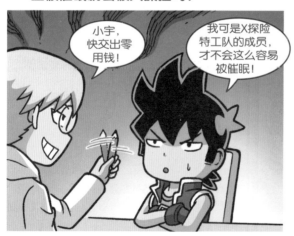

小宇，快交出零用钱！

我可是X探险特工队的成员，才不会这么容易被催眠！

这只是在电影、电视才会出现的桥段。真正的催眠只会令被催眠者身心放松，并非让他们失去意识，而且在催眠意境中，仍然有自我防卫能力，并不会做出违反个人意愿或伤害自己、他人的事情。

第5章
巨石像会动？

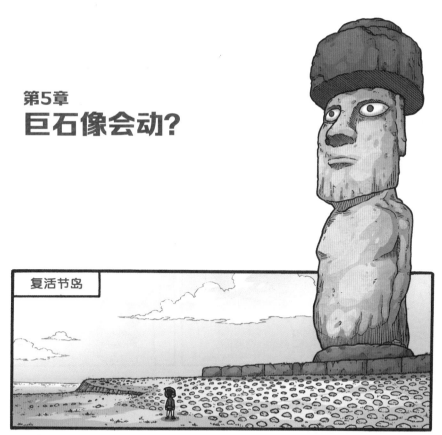

复活节岛

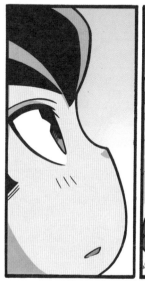

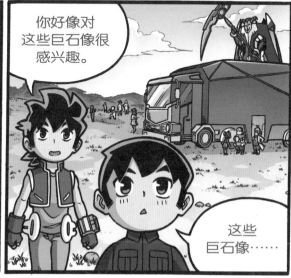

你好像对这些巨石像很感兴趣。

这些巨石像……

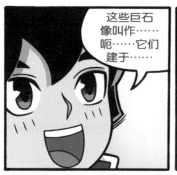

这些巨石像叫作……呃……它们建于……

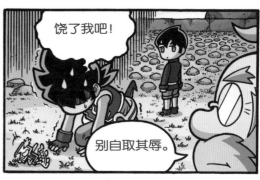

饶了我吧!

别自取其辱。

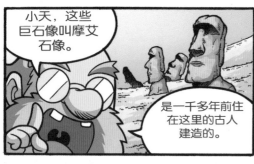

小天,这些巨石像叫摩艾石像。

是一千多年前住在这里的古人建造的。

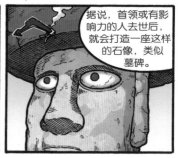

据说,首领或有影响力的人去世后,就会打造一座这样的石像,类似墓碑。

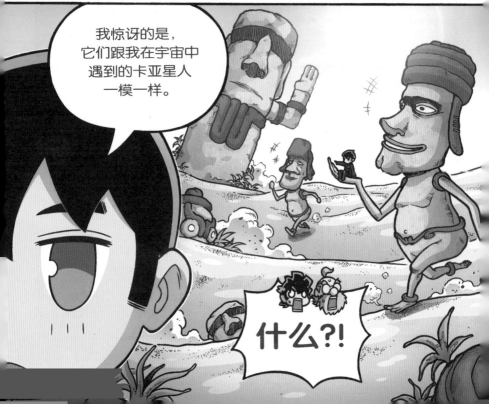

我惊讶的是,它们跟我在宇宙中遇到的卡亚星人一模一样。

什么?!

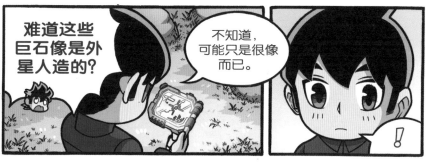

难道这些巨石像是外星人造的？

不知道，可能只是很像而已。

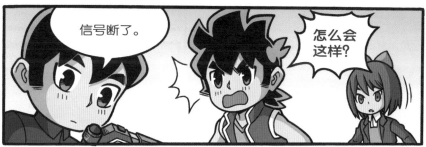

信号断了。

怎么会这样？

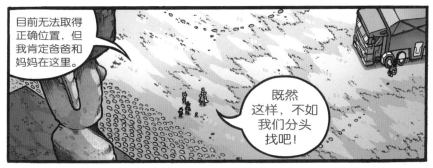

目前无法取得正确位置，但我肯定爸爸和妈妈在这里。

既然这样，不如我们分头找吧！

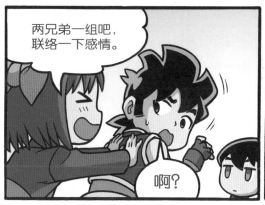

两兄弟一组吧，联络一下感情。

啊？

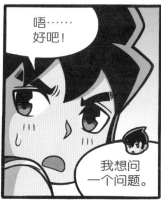

唔……好吧！

我想问一个问题。

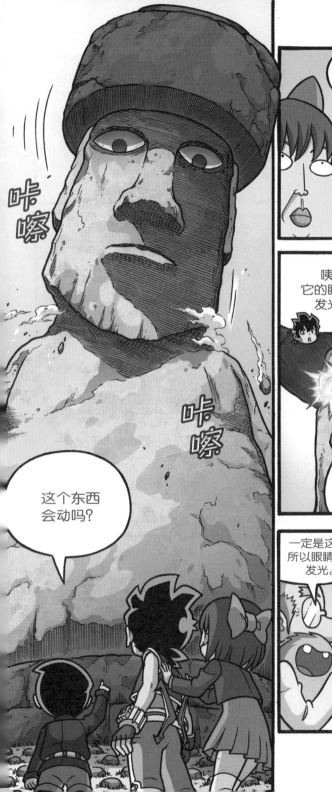

咔嚓

咔嚓

这个东西会动吗？

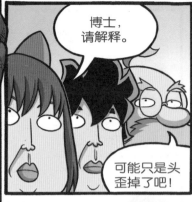

博士，请解释。

可能只是头歪掉了吧！

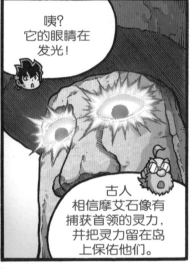

咦？它的眼睛在发光！

古人相信摩艾石像有捕获首领的灵力，并把灵力留在岛上保佑他们。

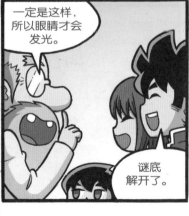

一定是这样，所以眼睛才会发光。

谜底解开了。

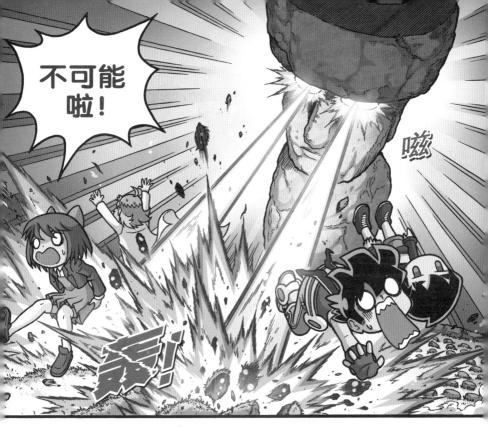

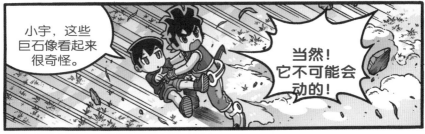

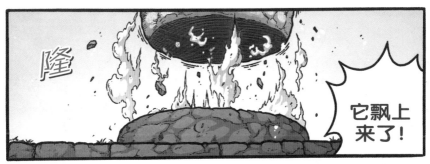

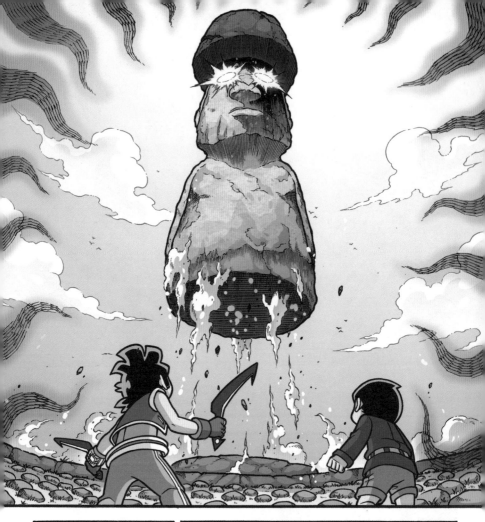

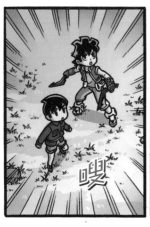

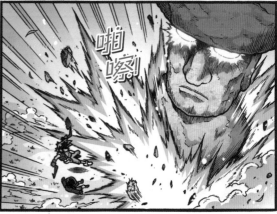

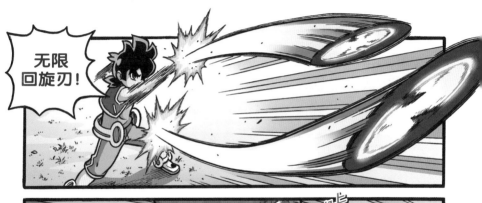

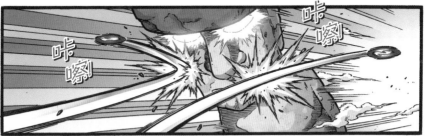

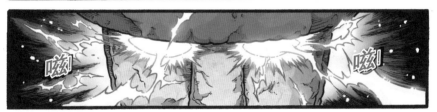

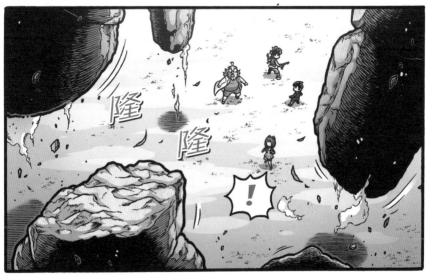

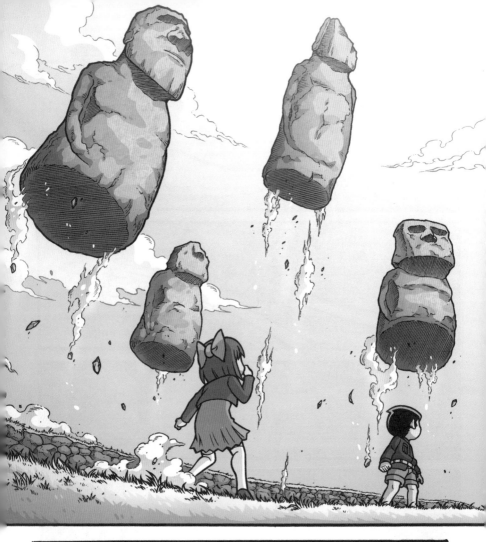

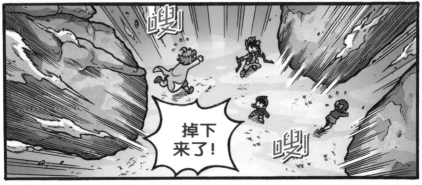

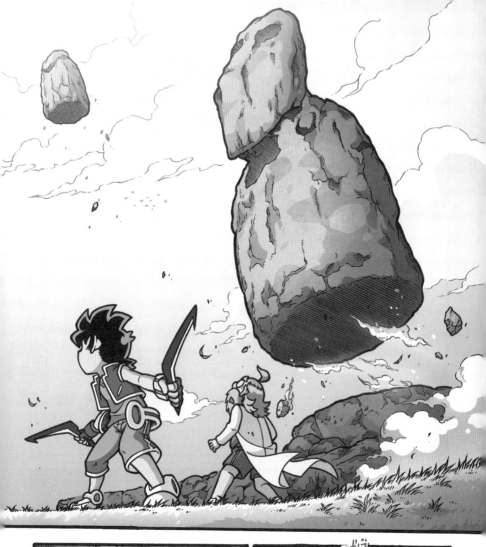

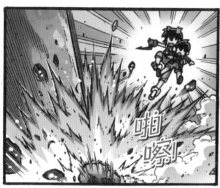

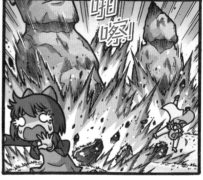

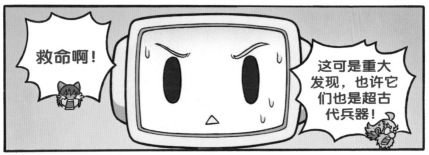

救命啊!

这可是重大发现,也许它们也是超古代兵器!

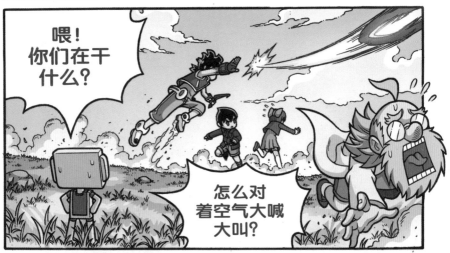

喂!你们在干什么?

怎么对着空气大喊大叫?

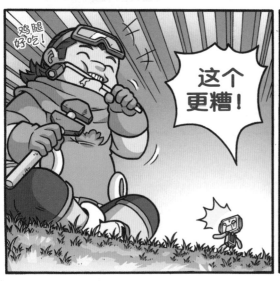

鸡腿好吃!

这个更糟!

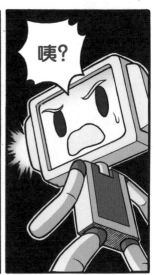

咦?

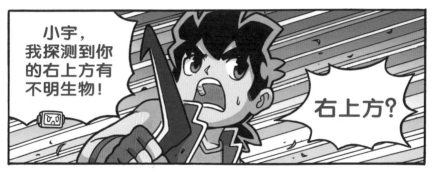

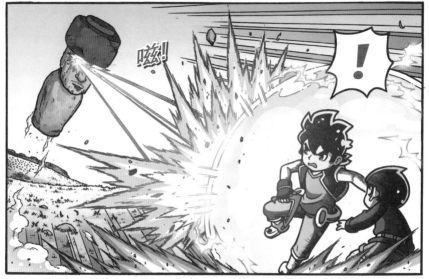

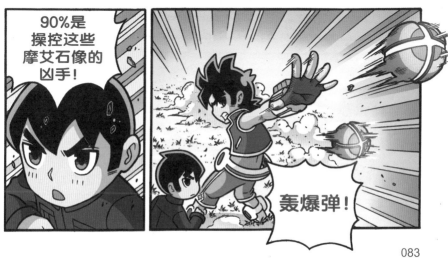

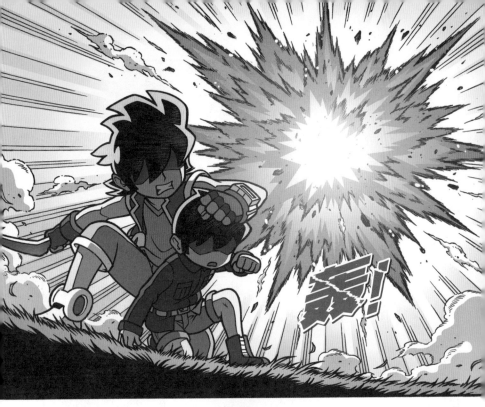

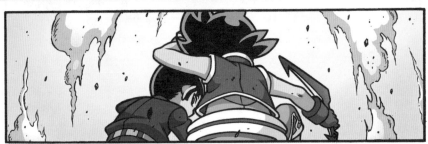

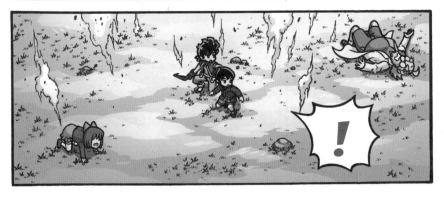

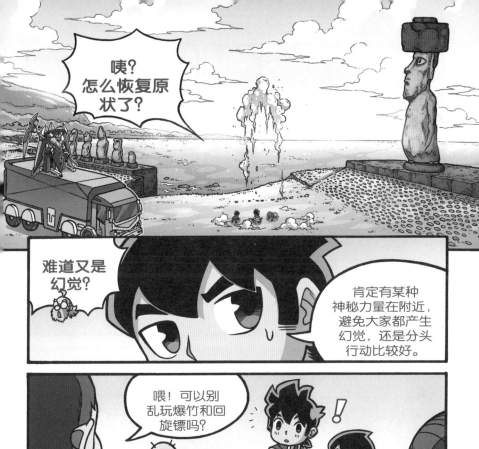

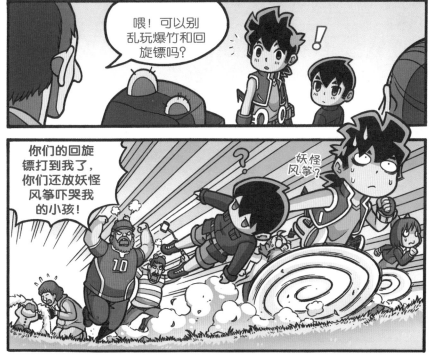

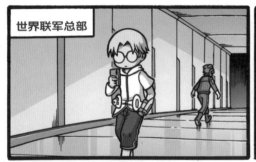

世界联军总部

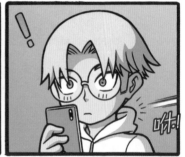

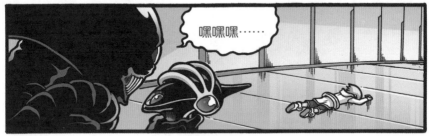

嘿嘿嘿……

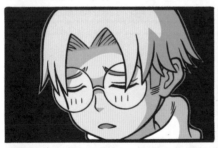

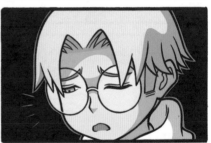

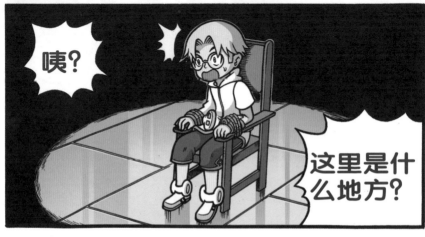

咦?

这里是什么地方?

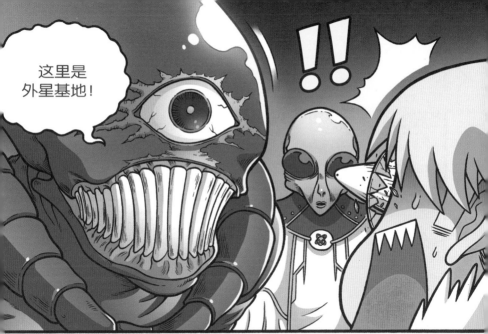

这里是
外星基地！

！！

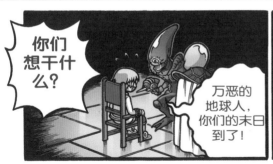

你们
想干什
么？

万恶的
地球人，
你们的末日
到了！

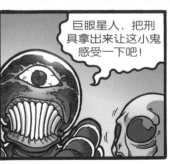

巨眼星人，把刑
具拿出来让这小鬼
感受一下吧！

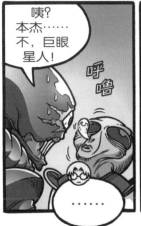

咦？
本杰……
不，巨眼
星人！

呼
噜

……

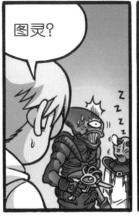

图灵？

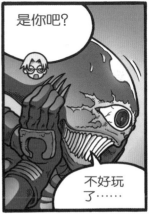

是你吧？

不好玩
了……

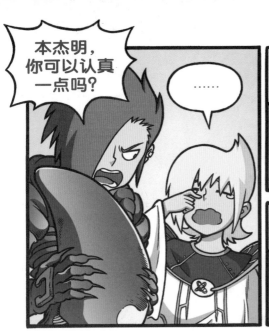

本杰明，你可以认真一点吗？

……

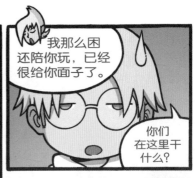

我那么困还陪你玩，已经很给你面子了。

你们在这里干什么？

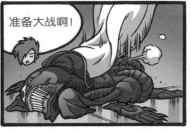

准备大战啊！

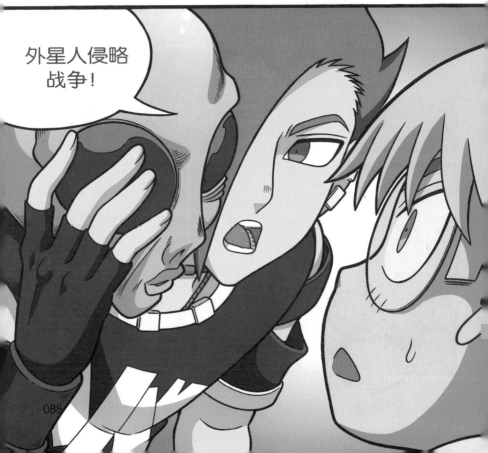

外星人侵略战争！

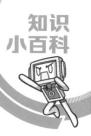

记忆

记忆是保留在脑海中的信息，联系着过去的经验与事件，并主宰着
人类的日常行为。人脑形成记忆会经过编码、巩固、回放和确认等过程。

记忆的基本分类

短期记忆

由额叶控制，在短时间内会被遗忘、
没有被赋予意义的记忆。

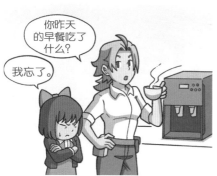

长期记忆

经过不断巩固而得以长期保存的记忆，
例如多年前难忘的经历。

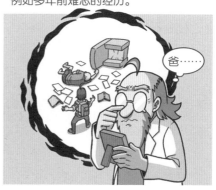

科学家多年研究发现，海马体是人脑中负责长期记忆、空间导航和学习机制的区域，
因结构与海马的形状相似而命名。海马体一旦受损，可能导致失忆、健忘症和阿尔茨
海默症，同时患者无法形成和保存新的记忆。

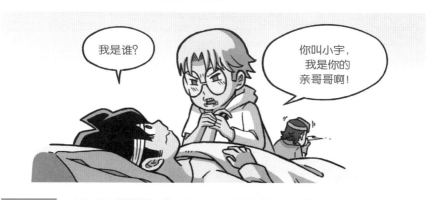

小知识　　记忆是不可靠的，因为它可以被大脑篡改、重整、添加和压制。例
如：罪案的目击证人每次回想的犯人特征都会有所不同。

脑损伤和脑死亡

脑萎缩

脑萎缩导致脑细胞数量减少和神经元的衔接遭到破坏，成因有很多。而随着年龄的增长，脑的体积也会逐渐缩小。脑萎缩可能会造成痴呆症、记忆力下降、癫痫、阅读困难、行为和情绪大变等症状。

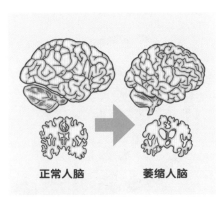

正常人脑　　　　萎缩人脑

脑死亡

一些国家的法律定义脑干死即脑死亡，而另一些国家则定义全脑死才是脑死亡。脑死亡的人因脑部损伤而无法自主呼吸，其心肺会在一段时间后停止运作，因此有"脑死亡即死亡"的观点出现。

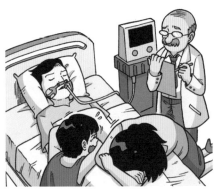

植物人

由脑部外伤或疾病引起的大脑全面性受损，会导致"植物人"状态。植物人的脑干仍能正常运作，有心跳、呼吸和血压，却失去了思考、沟通、认知和行动的能力。有些植物人可以睁开眼睛，但却不会对外界刺激产生正常的反应。

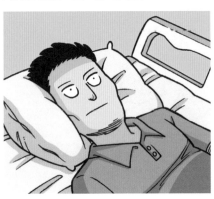

脑卒中

当人脑的血管堵塞或破裂，进而造成缺血或出血时，就会引起脑卒中。一些案例显示脑卒中可能毫无预兆，一旦发作，死亡率极高。患者会出现失明、眩晕、呕吐、单侧瘫痪、剧烈头痛、言语困难、身体失衡、意识障碍和大小便失禁等症状。

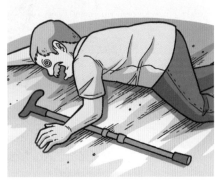

第6章
哥……他又回到了凤凰星

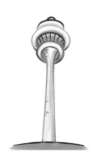

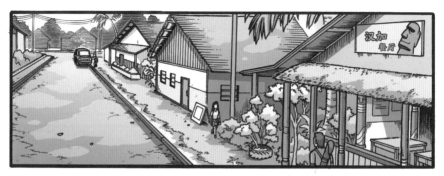

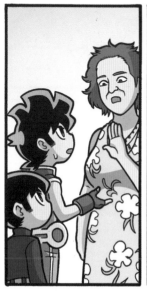

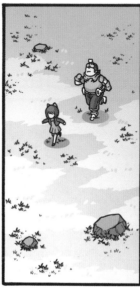

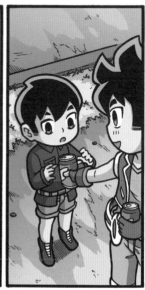

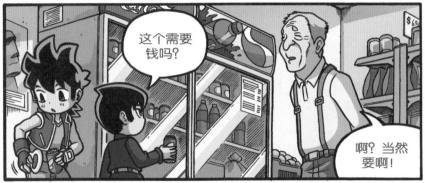

这个需要钱吗?

啊? 当然要啊!

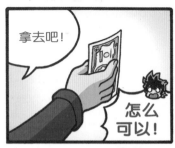

拿去吧!

怎么可以!

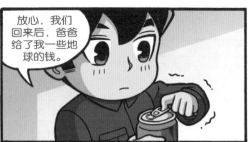

放心, 我们回来后, 爸爸给了我一些地球的钱。

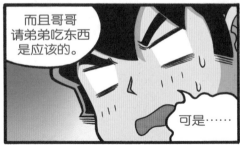

而且哥哥请弟弟吃东西是应该的。

可是……

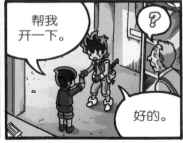

帮我开一下。

好的。

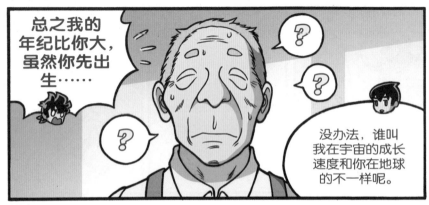

总之我的年纪比你大, 虽然你先出生……

没办法, 谁叫我在宇宙的成长速度和你在地球的不一样呢。

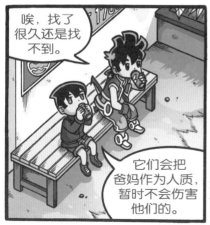

唉，找了很久还是找不到。

它们会把爸妈作为人质，暂时不会伤害他们的。

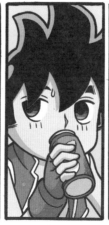

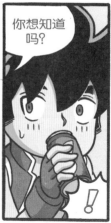

你想知道吗？

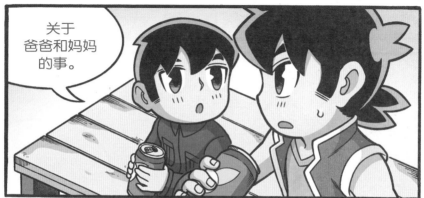

关于爸爸和妈妈的事。

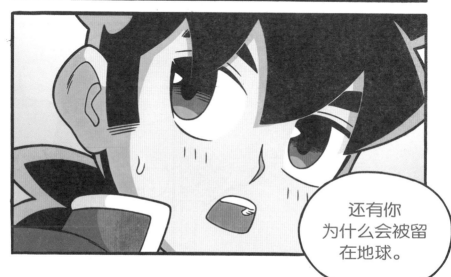

还有你为什么会被留在地球。

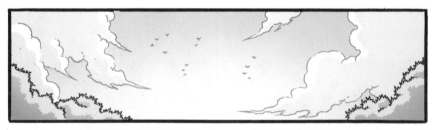

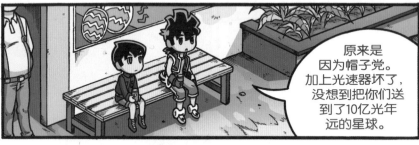

原来是因为帽子党。加上光速器坏了，没想到把你们送到了10亿光年远的星球。

但博士却告诉别人，爸爸是研究黑洞时被吸走的。

那是他为了保护爸爸吧，毕竟擅自去宇宙是被禁止的。

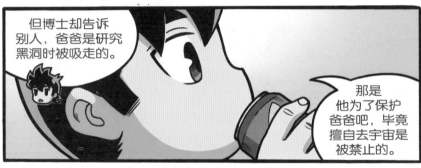

虽然如此，爸爸还是坚持完成了自己的梦想。

所以即使非常危险，爸爸还是不遗余力地帮助有需要的外星朋友。

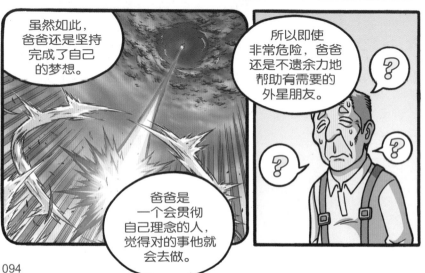

爸爸是一个会贯彻自己理念的人，觉得对的事他就会去做。

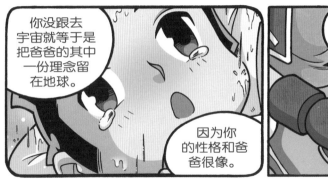

你没跟去宇宙就等于是把爸爸的其中一份理念留在地球。

因为你的性格和爸爸很像。

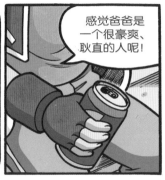

感觉爸爸是一个很豪爽、耿直的人呢!

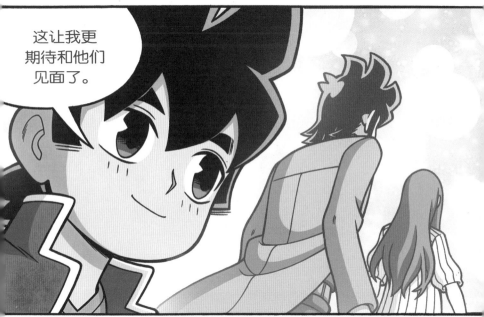

这让我更期待和他们见面了。

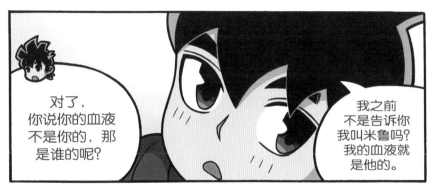

对了,你说你的血液不是你的,那是谁的呢?

我之前不是告诉你我叫米鲁吗?我的血液就是他的。

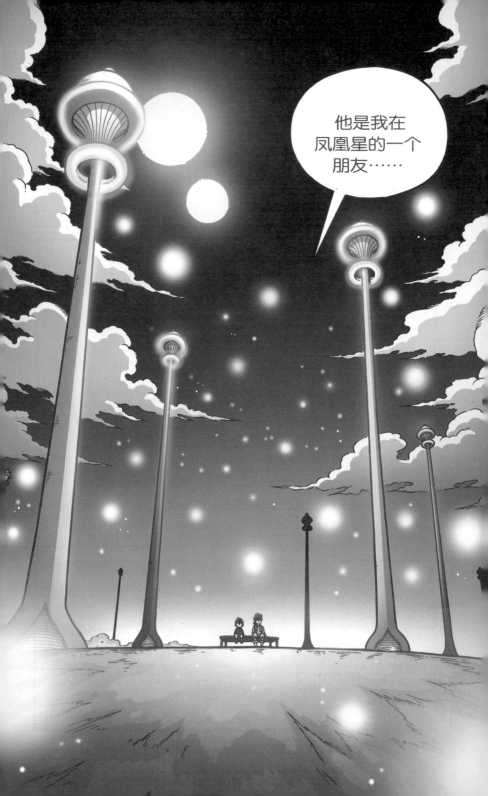

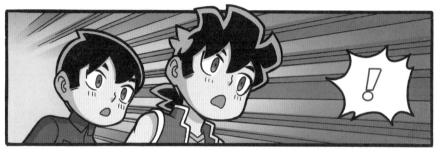

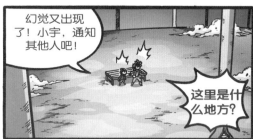

幻觉又出现了！小宇，通知其他人吧！

这里是什么地方？

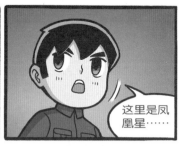

这里是凤凰星……

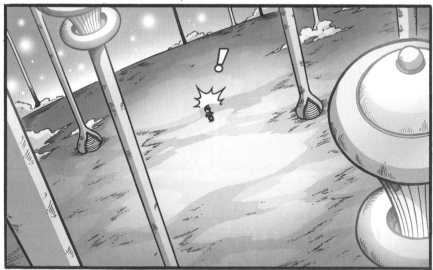

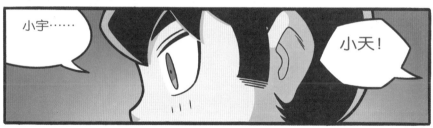

小宇……

小天！

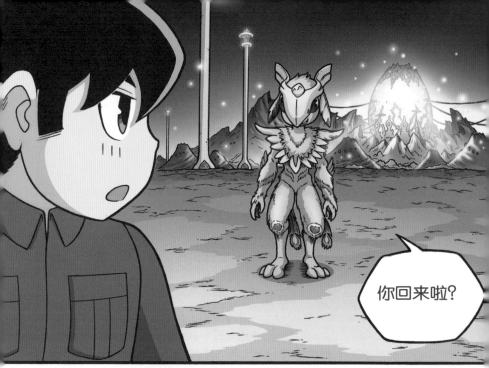

你回来啦?

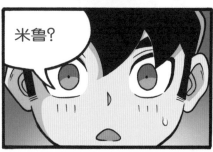

米鲁?

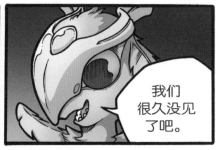

我们很久没见了吧。

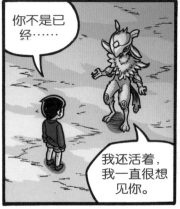

你不是已经······

我还活着,我一直很想见你。

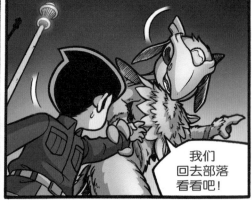

我们回去部落看看吧!

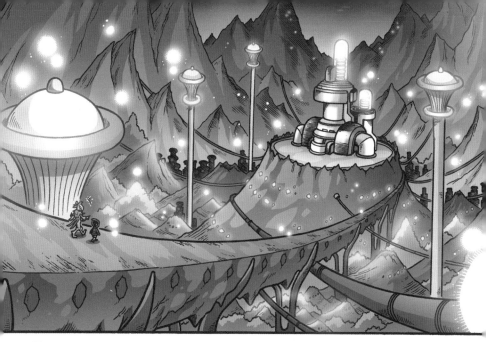

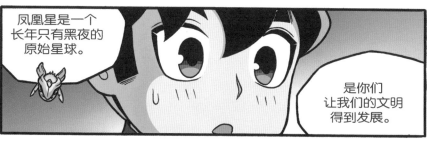

凤凰星是一个长年只有黑夜的原始星球。

是你们让我们的文明得到发展。

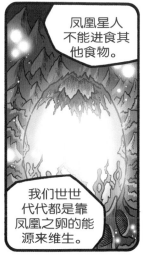

凤凰星人不能进食其他食物。

我们世世代代都是靠凤凰之卵的能源来维生。

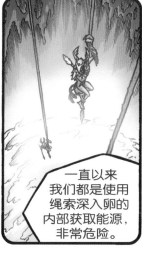

一直以来我们都是使用绳索深入卵的内部获取能源，非常危险。

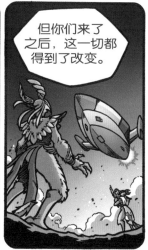

但你们来了之后，这一切都得到了改变。

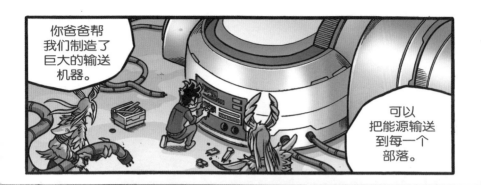

你爸爸帮我们制造了巨大的输送机器。

可以把能源输送到每一个部落。

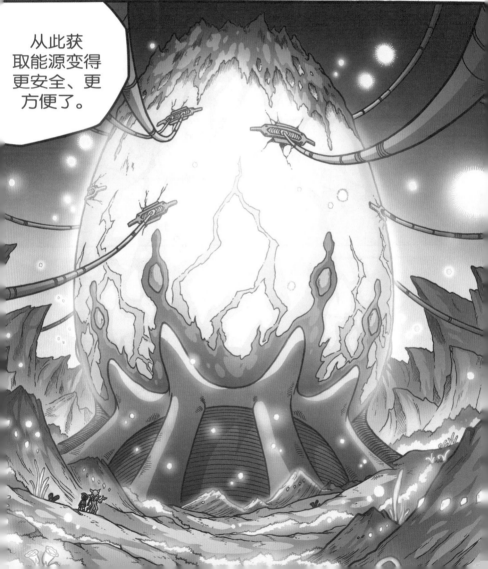

从此获取能源变得更安全、更方便了。

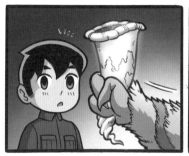

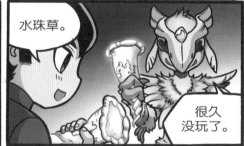

水珠草。

很久没玩了。

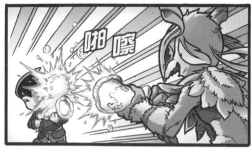

啪嚓

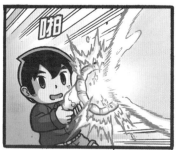

啪

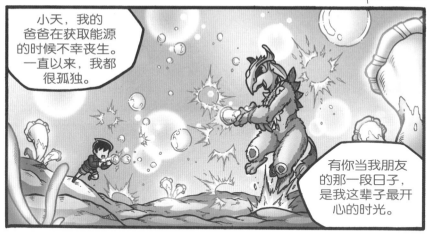

小天，我的爸爸在获取能源的时候不幸丧生。一直以来，我都很孤独。

有你当我朋友的那一段日子，是我这辈子最开心的时光。

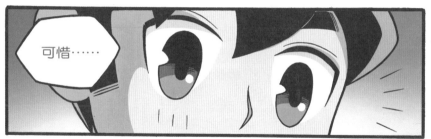

可惜……

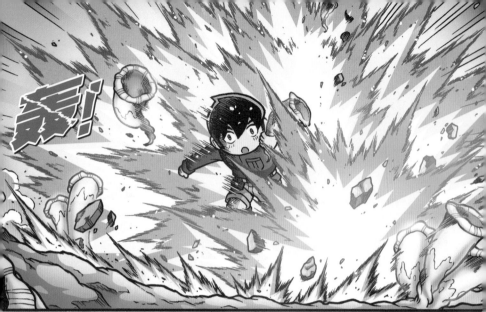

轰！

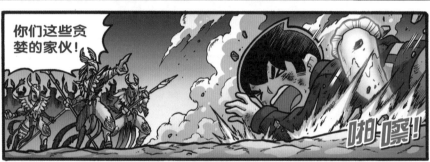

你们这些贪婪的家伙！

啪嚓！

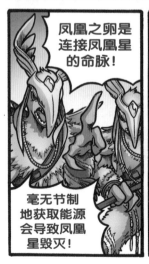

凤凰之卵是连接凤凰星的命脉！

毫无节制地获取能源会导致凤凰星毁灭！

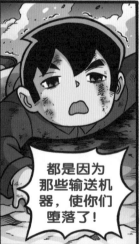

都是因为那些输送机器，使你们堕落了！

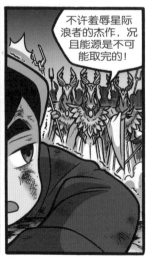

不许羞辱星际浪者的杰作，况且能源是不可能取完的！

102

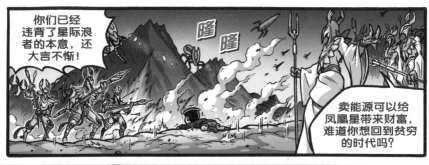

你们已经违背了星际浪者的本意，还大言不惭！

卖能源可以给凤凰星带来财富，难道你想回到贫穷的时代吗？

隆隆

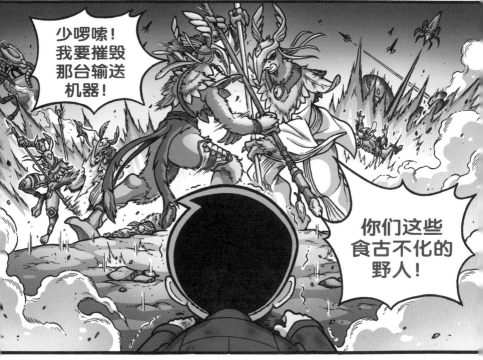

少啰嗦！我要摧毁那台输送机器！

你们这些食古不化的野人！

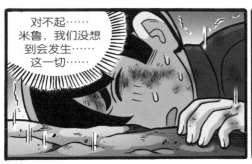

对不起……米鲁，我们没想到会发生……这一切……

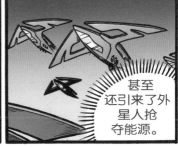

甚至还引来了外星人抢夺能源。

103

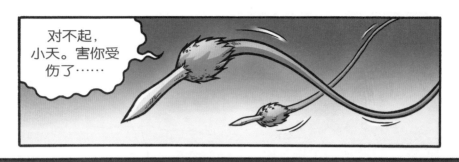

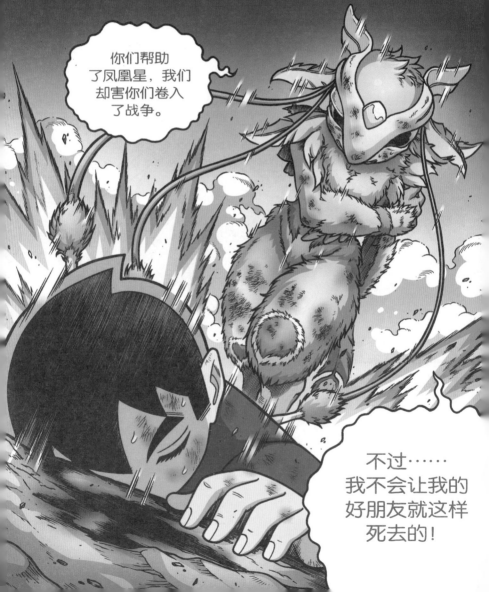

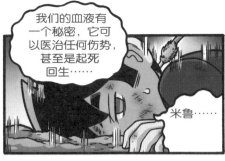

我们的血液有一个秘密，它可以医治任何伤势，甚至是起死回生……

米鲁……

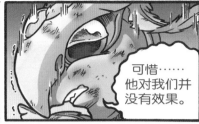

可惜……他对我们并没有效果。

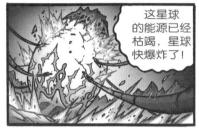

这星球的能源已经枯竭，星球快爆炸了！

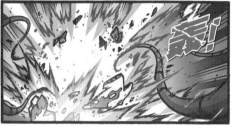

轰！

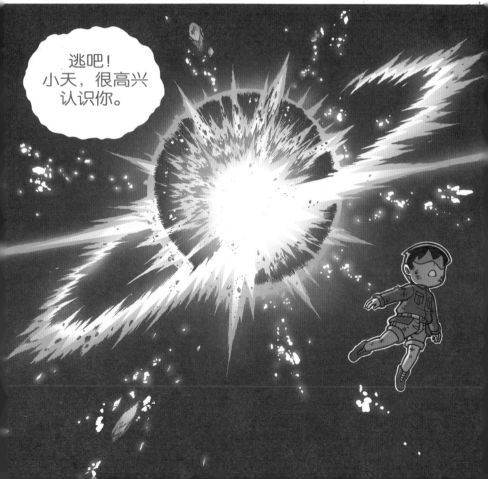

逃吧！小天，很高兴认识你。

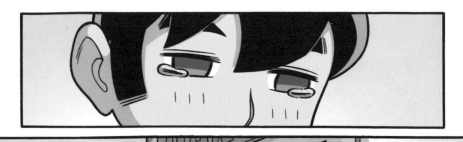
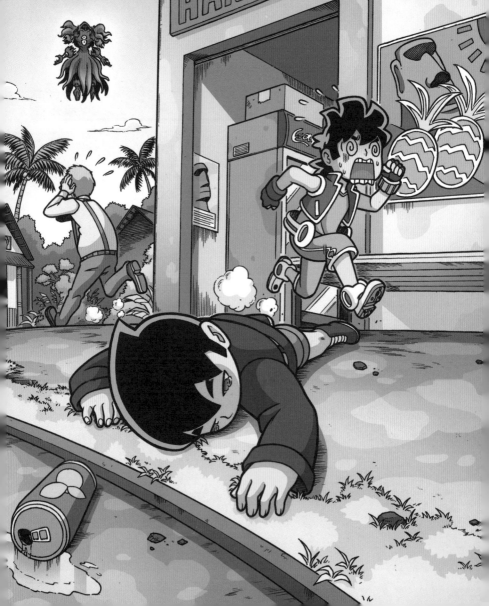

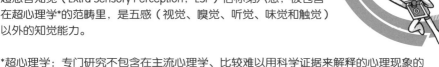

超感官知觉

超感官知觉（Extra Sensory Perception，ESP）俗称第六感，被包含在超心理学*的范畴里，是五感（视觉、嗅觉、听觉、味觉和触觉）以外的知觉能力。

*超心理学：专门研究不包含在主流心理学、比较难以用科学证据来解释的心理现象的学科。

预感

预先感知尚未发生的事情，通常是不吉利的，以多种形式出现，如梦境（预知梦）。在泰坦尼克号和"9·11"袭击等大灾难发生之后，很多民众宣称事发前早已有预感，多被认为是巧合并有待被证实。

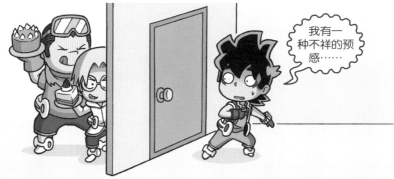

心灵感应

能够阅读或猜中他人想法，以及通过思想与他人沟通的能力。双胞胎之间的心灵感应没有被证实，可能是受到遗传基因的影响，再加上朝夕相处、对彼此充分了解，进而产生一致的想法和行为模式，这也适合解释关系亲密的人之间的默契。

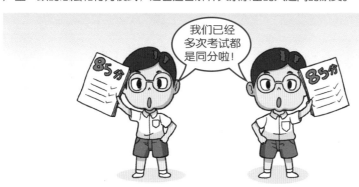

既视感

对原本不应该熟悉的事物感到熟悉，例如初次搭飞机，却有曾经搭过飞机的感觉。研究显示，癫痫患者比一般人更常有既视感，这与他们的大脑放电失常有关。由于每个人的既视感都不同，发生的时间难以预测，除非当下有记录下来，并且有证人支持，否则会被当成是不可信的。

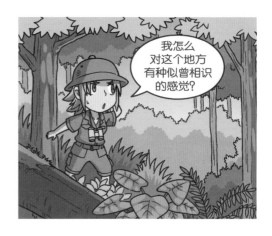

遥视

遥视俗称千里眼，用透视的能力看见超出正常视力和空间以外，过去、现在和未来的事件、场景和人物等。具有遥视能力的人被认为是开启了位于眉心的神秘"第三只眼"，俗称天眼。遥视被主流科学家认为是伪科学。

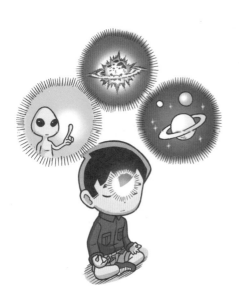

心念致动

用心灵的力量操纵物理对象，比如使物体悬浮、弯曲或移动。早期人们认为心念致动与亡灵和神魔等超自然现象有关，是科幻电影和魔术表演中经常会出现的题材，在现实中被认为是骗局。

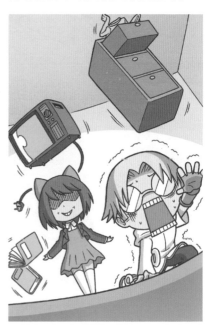

第7章
现出原形吧!
幻觉改造人!

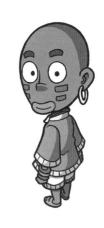

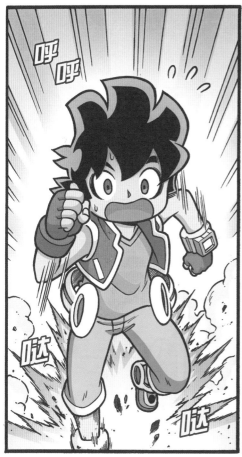

呼 呼

哒

哒

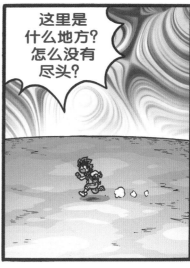

这里是
什么地方?
怎么没有
尽头?

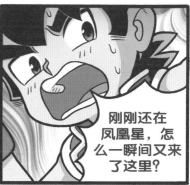

刚刚还在
凤凰星,怎
么一瞬间又来
了这里?

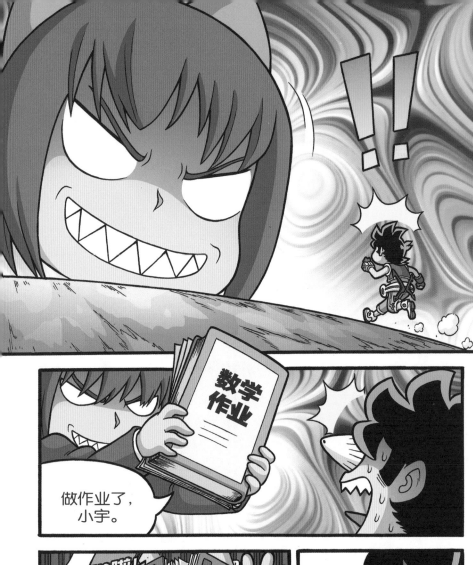

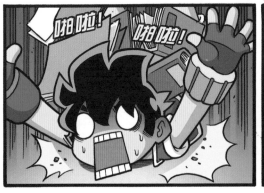

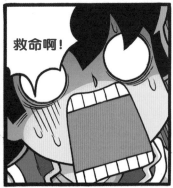

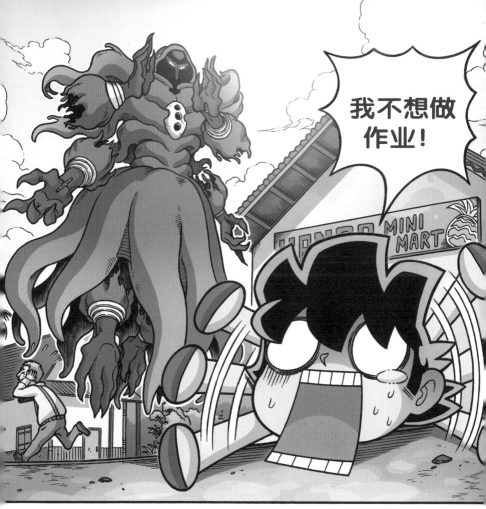

我不想做作业！

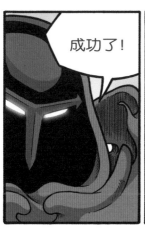

成功了！

不费吹灰之力就抓到了这个小鬼。

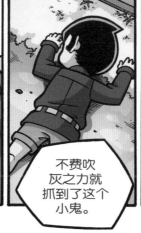

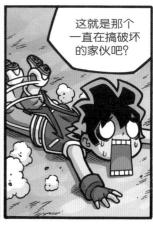

这就是那个一直在搞破坏的家伙吧？

111

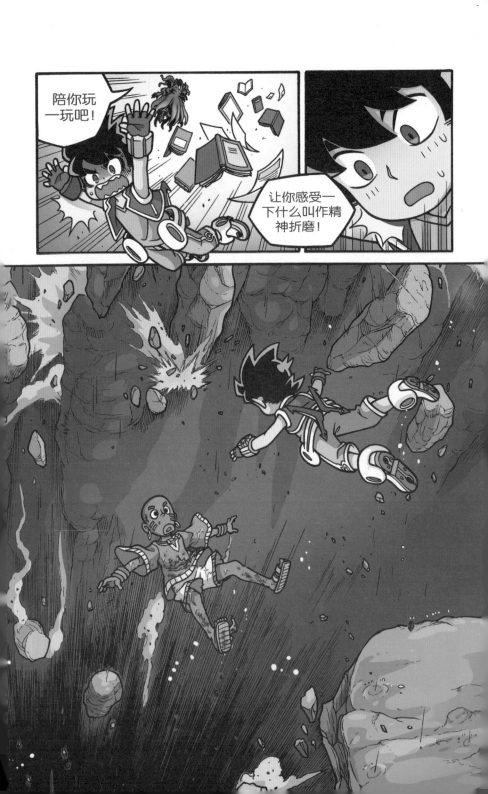

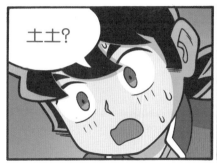

土土？

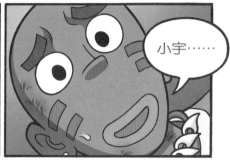

小宇……

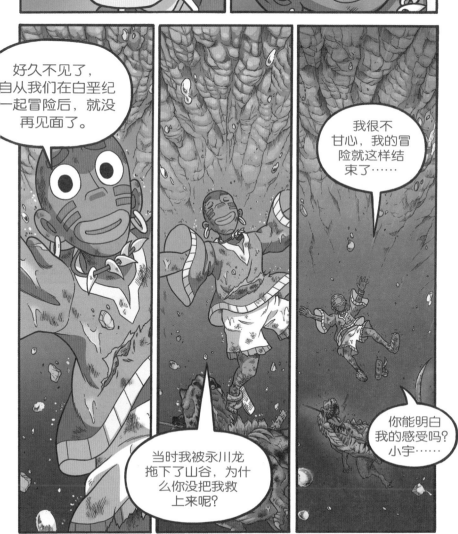

好久不见了，自从我们在白垩纪一起冒险后，就没再见面了。

当时我被永川龙拖下了山谷，为什么你没把我救上来呢？

我很不甘心，我的冒险就这样结束了……

你能明白我的感受吗？小宇……

113

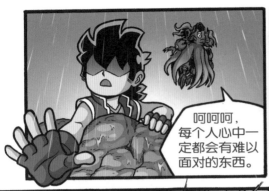

呵呵呵，每个人心中一定都会有难以面对的东西。

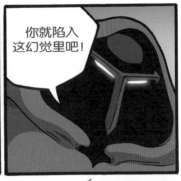

你就陷入这幻觉里吧！

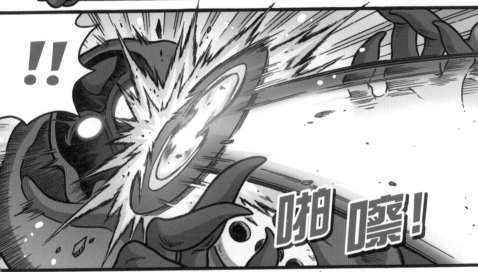

！！

啪 嚓！

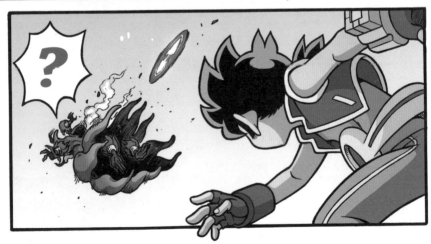

？

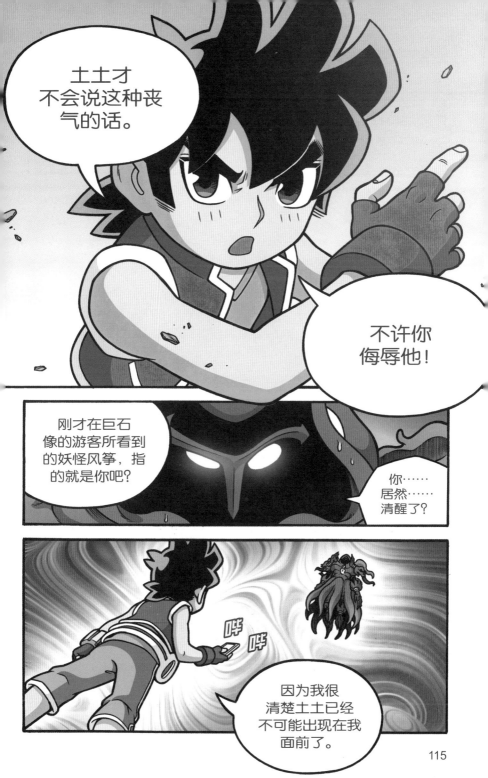

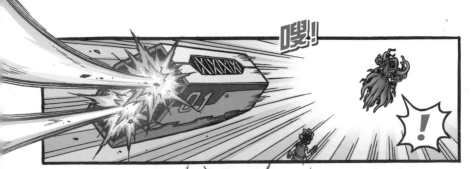

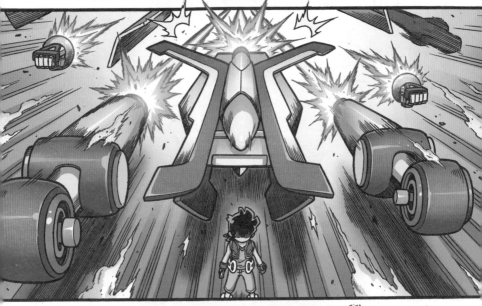

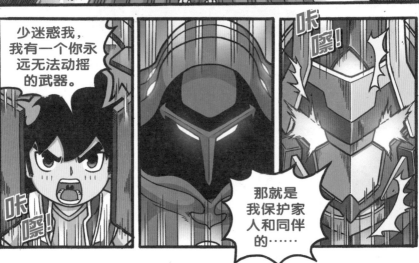

少迷惑我，我有一个你永远无法动摇的武器。

那就是我保护家人和同伴的……

咔嚓!

咔嚓!

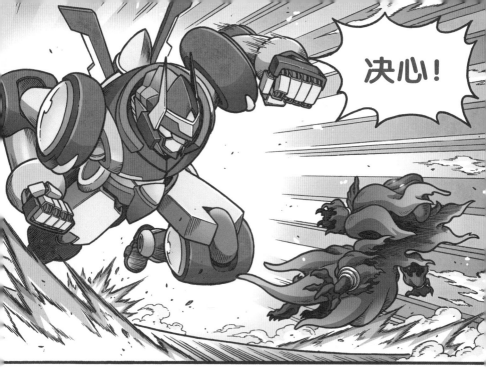

决心！

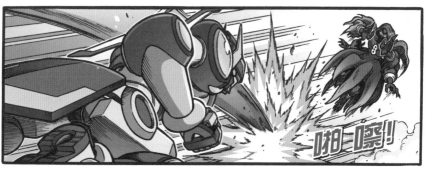

啪嚓！

你的对手不是我！

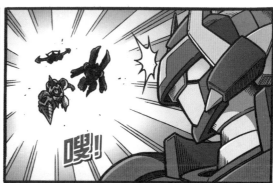

嗖！

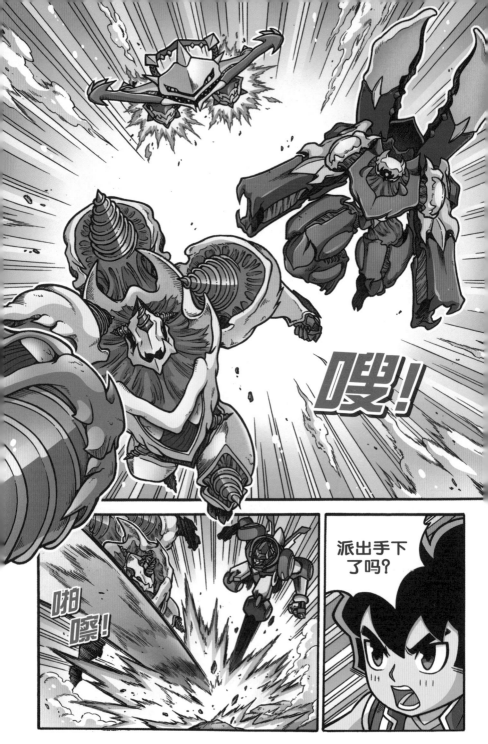

嗖！

啪嚓！

派出手下了吗？

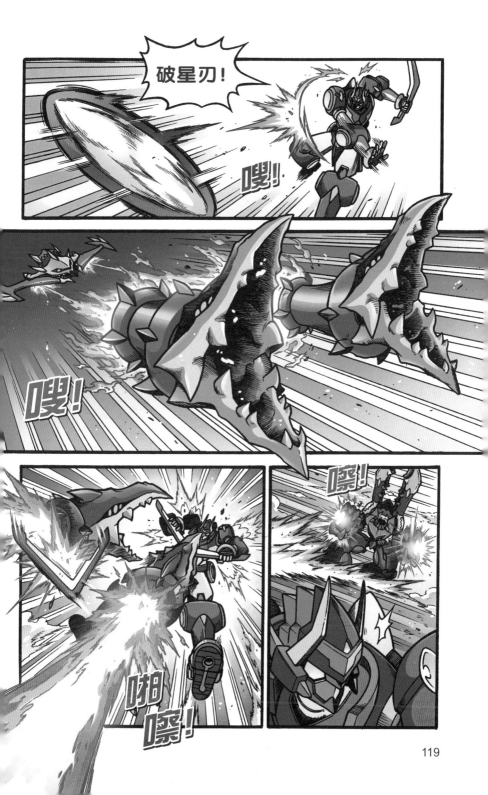

119

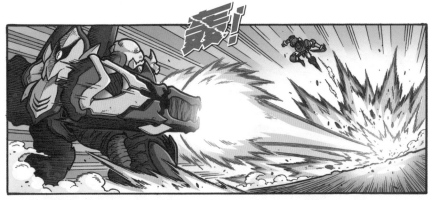

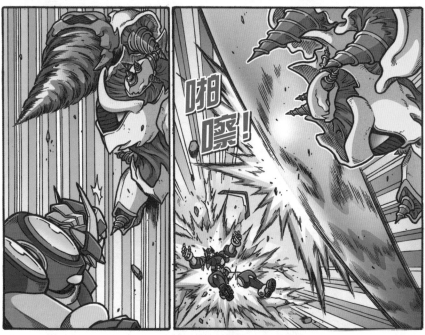

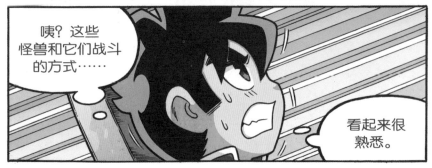

唉？这些怪兽和它们战斗的方式……

看起来很熟悉。

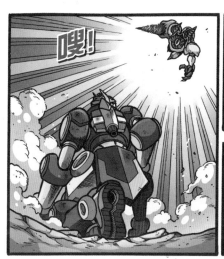

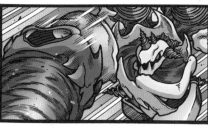

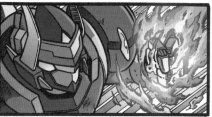

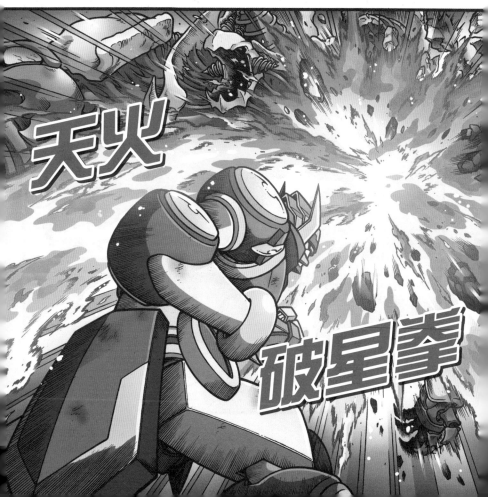

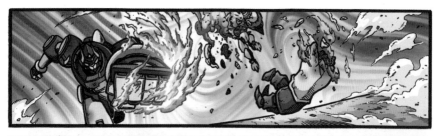

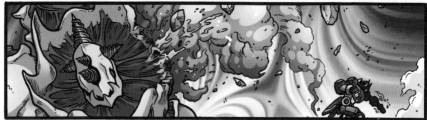

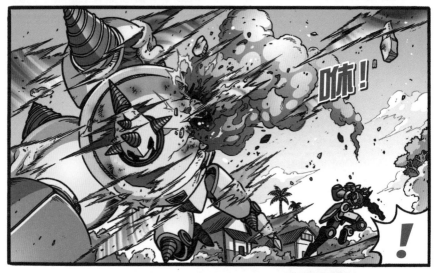

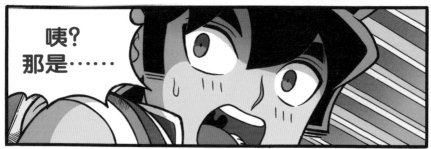

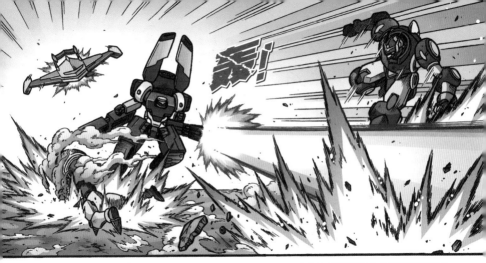

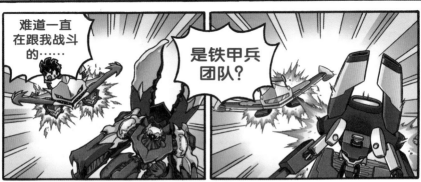

难道一直在跟我战斗的……

是铁甲兵团队?

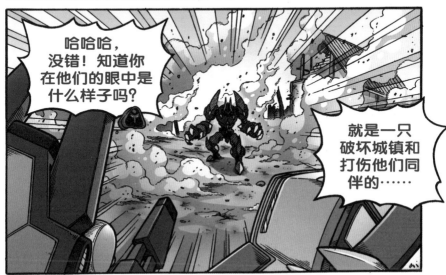

哈哈哈,没错!知道你在他们的眼中是什么样子吗?

就是一只破坏城镇和打伤他们同伴的……

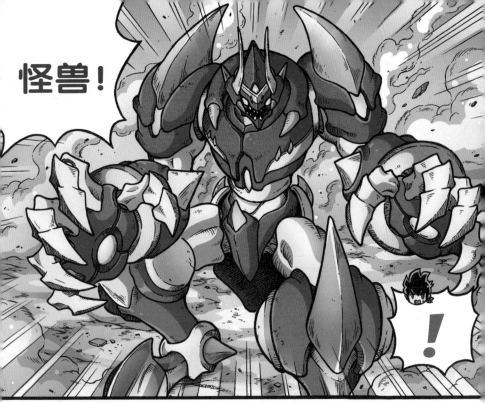

怪兽！

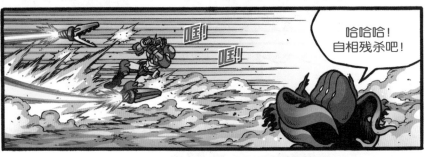

哈哈哈！
自相残杀吧！

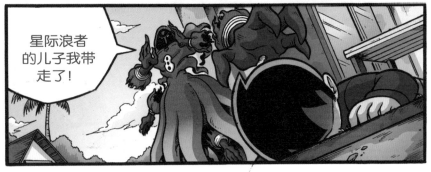

星际浪者
的儿子我带
走了！

精神疾病

精神疾病不等于"神经病"，只是患者的心理健康出了状况，进而对患者的思维、情感、行为、人际关系和日常生活产生负面影响。

成因

精神疾病没有确切的成因，可能是偶发，也可能是日积月累的结果。遗传、家庭不和睦、童年经历、脑部受伤、滥用药物、患上重疾、压力过大等都是因素之一。

种类

精神疾病的种类有很多，主要包括抑郁症、焦虑症、强迫症、人格障碍、创伤后遗症和精神分裂等。精神病患者可能会患上一种以上的精神疾病。

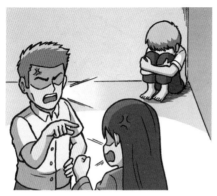

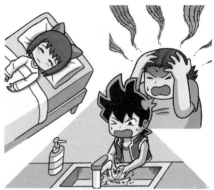

症状

对周遭失去兴趣、睡眠和饮食失调、不由自主产生幻想和幻听、情绪不稳等。其实，人在面临如车祸或亲人离世等突发状况时，心理会变得脆弱，但不代表出现了精神问题。如果上述状况持续两周或两周以上，才会被确诊为精神病。

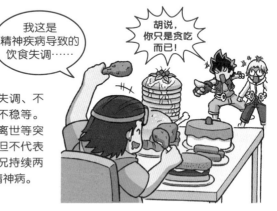

我这是精神疾病导致的饮食失调……

胡说，你只是贪吃而已！

小知识

一些精神病患者患病而不自知，当我们发现身边的人有明显的精神疾病症状后，需及时给予他们关怀和协助、多聆听他们的感受，避免用异样眼光看待他们。

诊断

心理医生会访问病人、让病人填写心理测验问卷，并根据美国精神医学学会的《精神疾病诊断与统计手册》来诊治。在心理测验之前，心理医生会先让病人进行彻底的身体检查，以排除其受到生理疾病的影响。

治疗

精神疾病是可以被治疗的，虽然可能要花上很多的时间和金钱。主要有药物、心理和电休克三种治疗方法，使用何种方法取决于患者的病况。

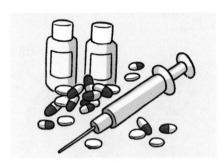
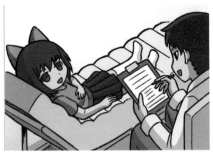

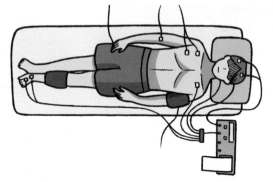

◀ 电休克治疗是通过电流刺激患者的大脑，以达到缓解病情的目的，其副作用包括行动迟缓、记忆衰退和抽搐等。

预防

任何人都有可能会患上精神疾病，部分患者会因病情伤害自己或身边的人。因此，积极生活，做好防范措施，维持生理和心理健康的平衡很重要。

▶ 保持健康的生活习惯，如勤做运动、饮食均衡、睡眠充足
▶ 与他人维持健康的社交关系，远离负面情绪
▶ 提升自我价值和安全感
▶ 释放压力、向他人倾吐感受
▶ 设定生活目标，并积极去完成

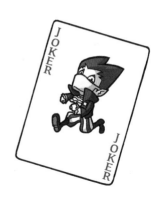

第8章
幻觉破除！

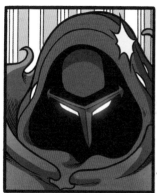

这是……

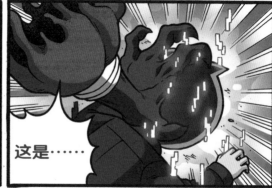

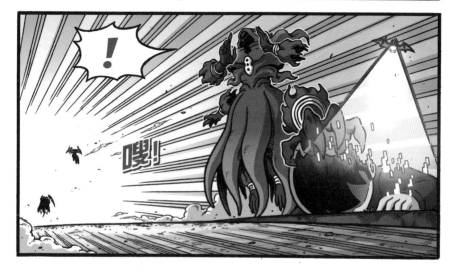

！

嗖！

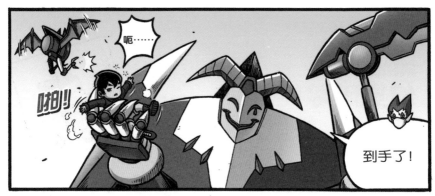

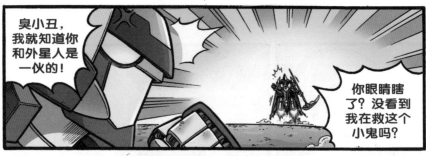

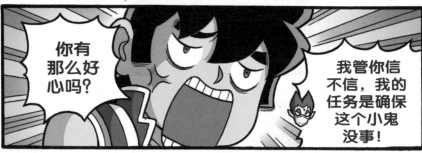

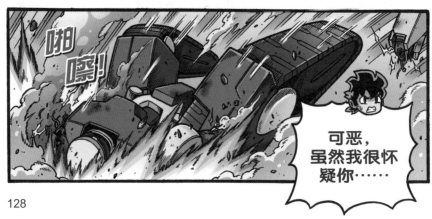

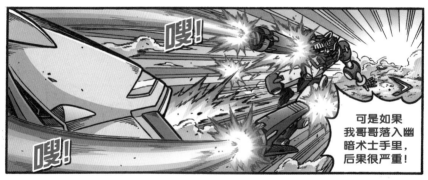

嗖!

嗖!

可是如果我哥哥落入幽暗术士手里，后果很严重！

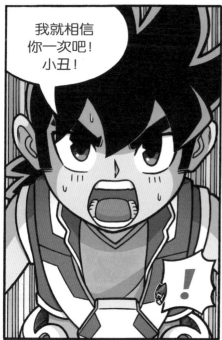

我就相信你一次吧！小丑！

！

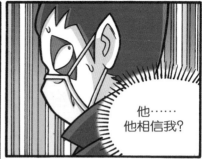

他……他相信我？

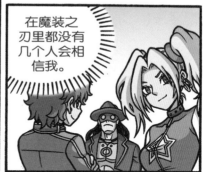

在魔装之刃里都没有几个人会相信我。

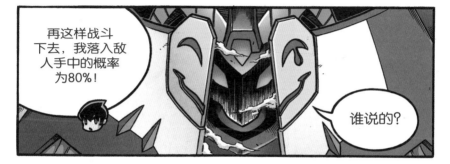

再这样战斗下去，我落入敌人手中的概率为80%！

谁说的？

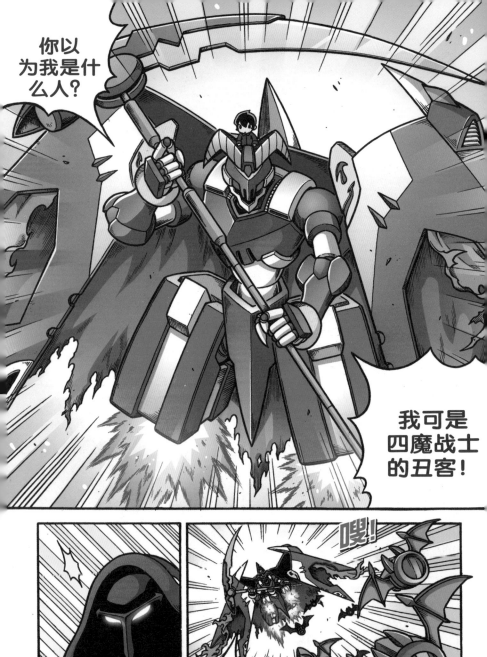

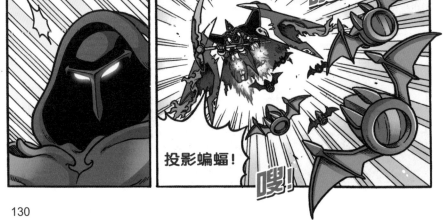

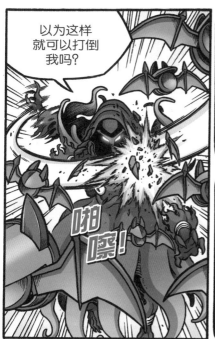

以为这样就可以打倒我吗?

啪嚓!

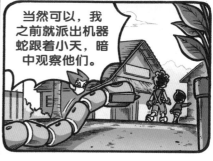

当然可以,我之前就派出机器蛇跟着小天,暗中观察他们。

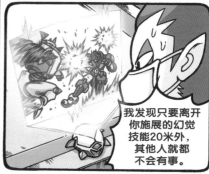

我发现只要离开你施展的幻觉技能20米外,其他人就都不会有事。

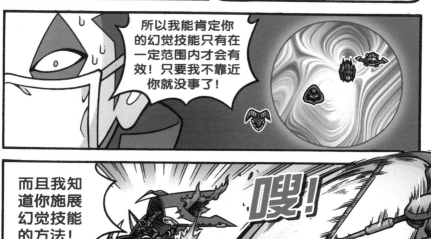

所以我能肯定你的幻觉技能只有在一定范围内才会有效!只要我不靠近你就没事了!

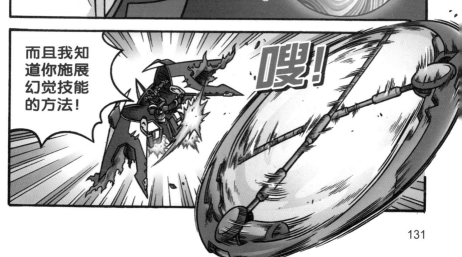

而且我知道你施展幻觉技能的方法!

嗖!

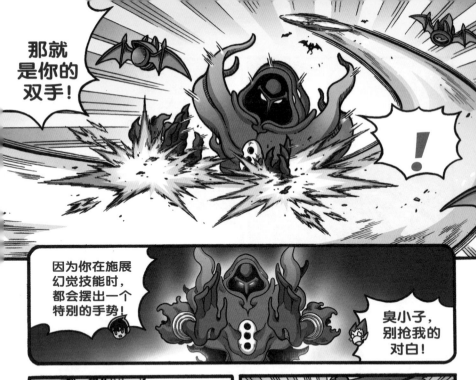

那就是你的双手！

！

因为你在施展幻觉技能时，都会摆出一个特别的手势！

臭小子，别抢我的对白！

那又如何？

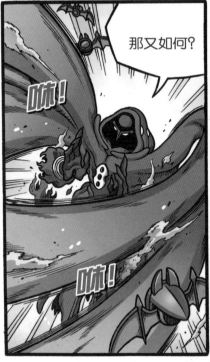

咻！

咻！

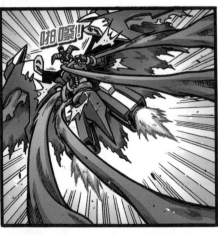

啪嚓！

！

132

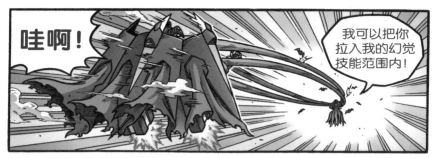

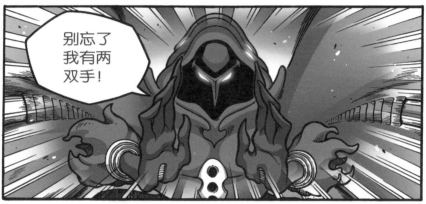

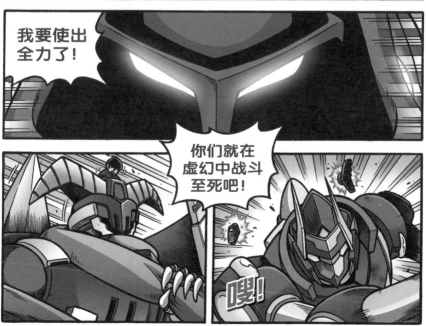

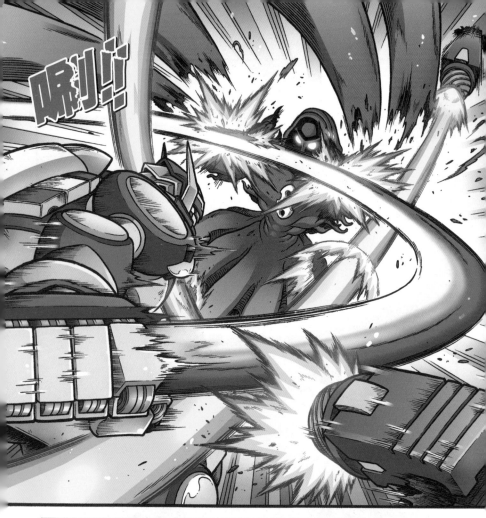

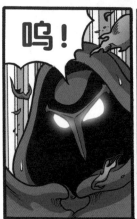

呜！

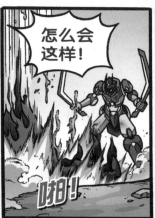

怎么会这样！

啪！

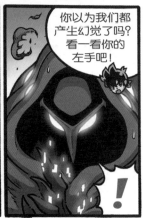

你以为我们都产生幻觉了吗？看一看你的左手吧！

！

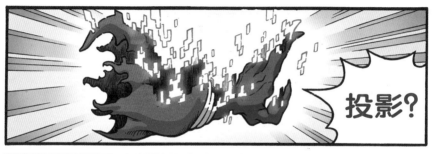

投影？

没错，你真正的左手已经被钉在地上了。

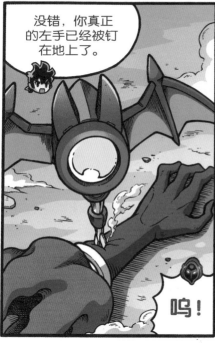

呜！

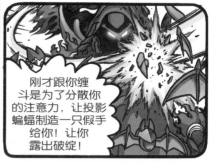

刚才跟你缠斗是为了分散你的注意力，让投影蝙蝠制造一只假手给你！让你露出破绽！

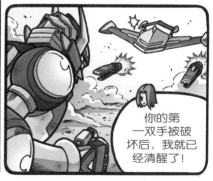

你的第一双手被破坏后，我就已经清醒了！

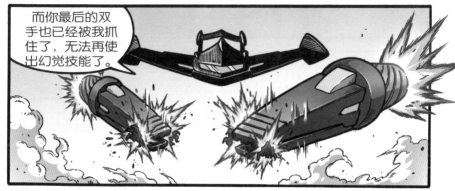

而你最后的双手也已经被我抓住了，无法再使出幻觉技能了。

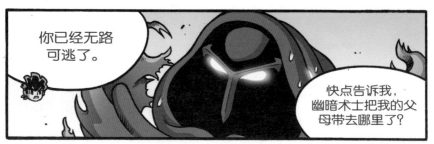

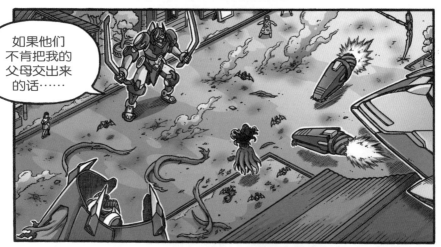

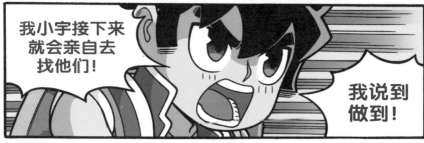

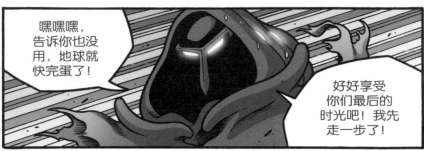

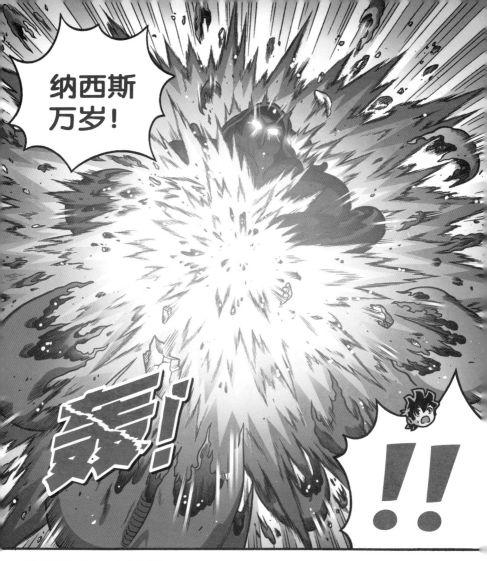

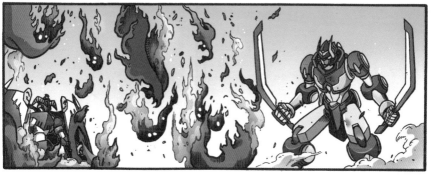

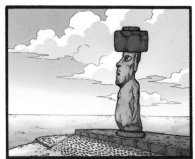

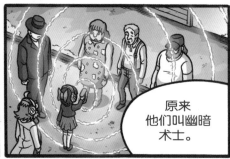

原来他们叫幽暗术士。

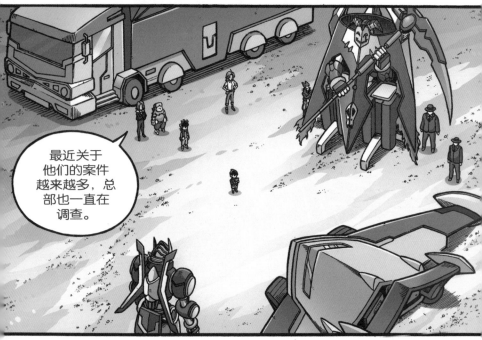

最近关于他们的案件越来越多，总部也一直在调查。

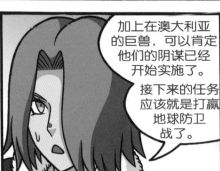

加上在澳大利亚的巨兽，可以肯定他们的阴谋已经开始实施了。

接下来的任务应该就是打赢地球防卫战了。

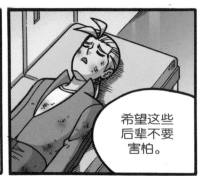

希望这些后辈不要害怕。

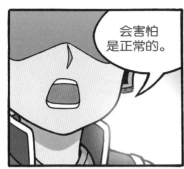

会害怕是正常的。

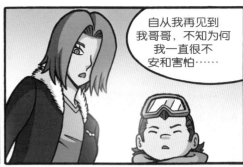

自从我再见到我哥哥，不知为何我一直很不安和害怕……

我终于明白了。

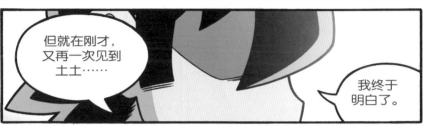

但就在刚才，又再一次见到土土……

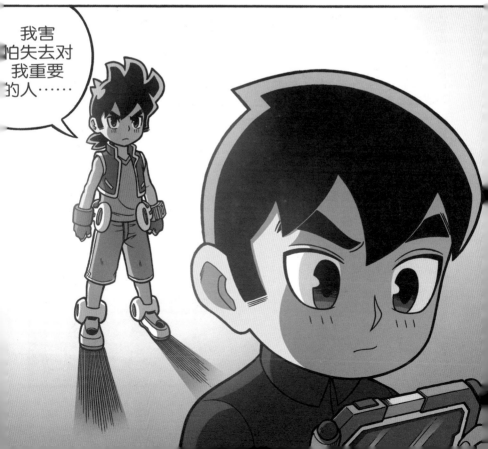

我害怕失去对我重要的人……

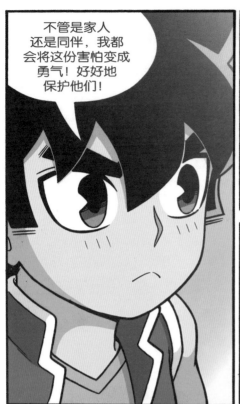

不管是家人还是同伴，我都会将这份害怕变成勇气！好好地保护他们！

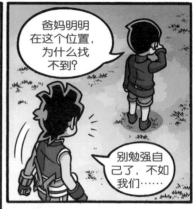

爸妈明明在这个位置，为什么找不到？

别勉强自己了，不如我们……

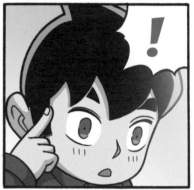

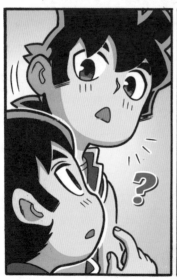

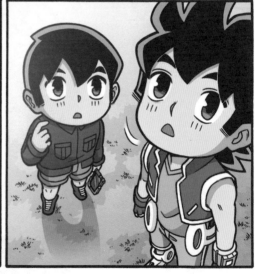

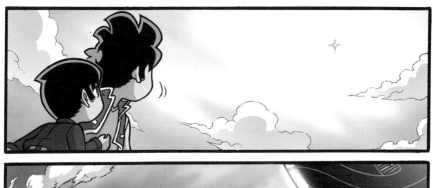

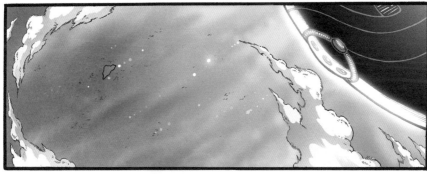

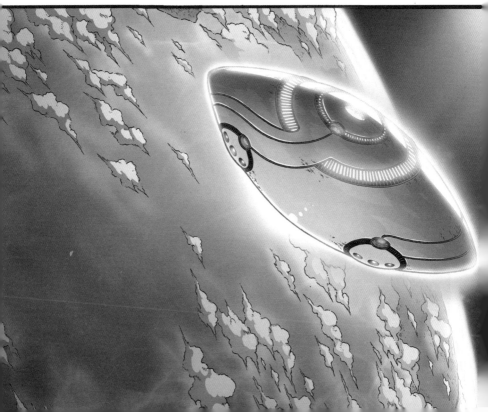

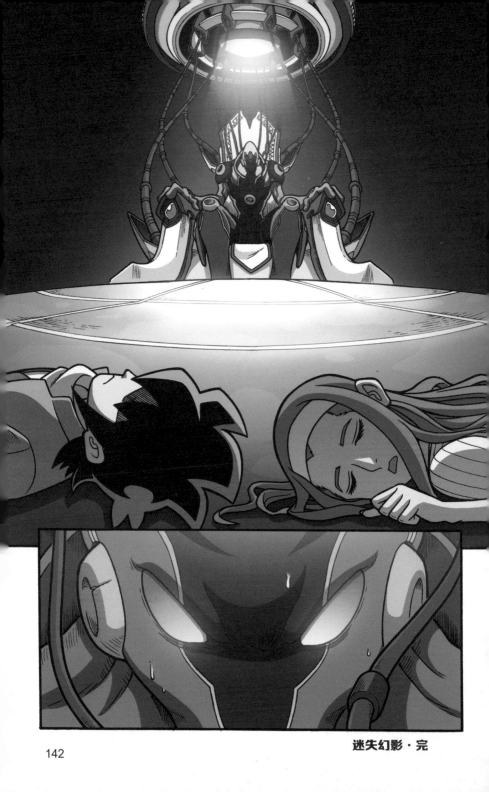

迷失幻影·完

世界上具有高智商的动物

黑猩猩跟人类非常相似

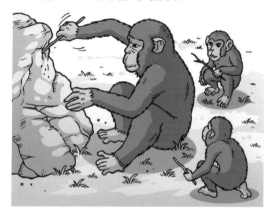

黑猩猩的基因与人类的基因相似度高达98%，黑猩猩具有一定的智慧。它们会制造及使用工具，并传授技能给下一代，这是在动物界中罕见的行为。比如曾有科学家观察到黑猩猩会利用树枝制造钓白蚁的工具，并将这些工具分配给孩子，教它们如何钓白蚁。此外，黑猩猩能够学习人类的单词，甚至是语言。

海豚拥有两个能够轮流休息的大脑半球

海豚被认为是世界上最聪明的动物之一。海豚的大脑约占其体重的1.7%，仅次于人类。海豚的大脑皮层很复杂，沟回和神经元的数量也比较多，因此智力比较发达。雌海豚能凭借外形认出自己的孩子。它们也会通过观察权衡利弊，比如当海豚发现因它们的新颖行为而收到小鱼作为奖励后，它们就会开始做出更多创意动作。

另外，海豚大脑的两个半球可以轮流休息！海豚大脑没有固定的休息时间，当一边的脑袋运作时，另一边的脑袋则会暂时休息，目的是防止危险的靠近。若受到外界刺激，正在休息的大脑半球就会马上苏醒，来应付紧急状况。

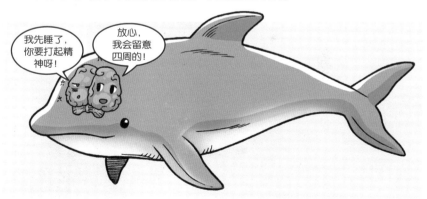

大象具有自我意识

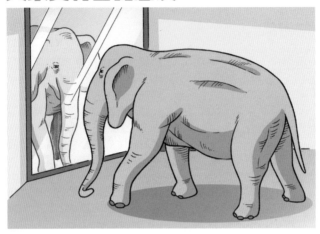

大象的大脑是陆生哺乳动物中最大和最重的。它们懂得安慰家庭成员、在水中嬉戏、在有需要时帮助其他动物等，这些表现都证明它们具有高智商。曾有研究人员表示，有一只名为"快乐"的大象能够在镜子中认出自己，这种复杂的行为只在人类、人猿和海豚中出现过。

乌鸦能够记住并实行

虽然乌鸦的脑袋很小，可乌鸦非常聪明。它们能识别人脸，并且会使用不同的工具，或制造工具来达到目的。英国剑桥大学的科学家萨拉·吉尔伯特博士做了一个实验来测试乌鸦的智力。她设计了一个"自动售货机"，只要乌鸦在"投币口"投下一张小纸张，机器出口就会滚出一块肉。当乌鸦了解了自动售货机的工作原理后，研究人员尝试给它们一张大纸张，聪明的乌鸦都会将大纸张撕成小片投入"投币口"。

之后，吉尔伯特博士将实验升级，必须投入特定尺寸的纸张，自动售货机才会滚出食物。吉尔伯特博士解释这是为了测试乌鸦是否记得纸张的尺寸，以及能否做出相关尺寸的纸张。结果显示，所有成年乌鸦都能做出自动售货机所需要的纸张尺寸。

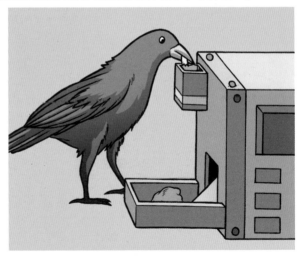

习题

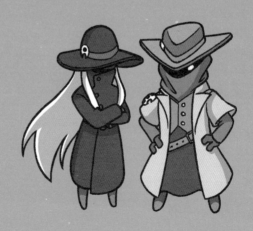

习题

01

（　　　）是人类身体的控制中心。

A.大脑　　　B.心脏　　　C.肺

02

大脑的哪个部分负责处理记忆？（　　　）

I 额叶

II 颞叶

III 海马体

A. I 与 II　　　B. I 与 III　　　C. II 与 III

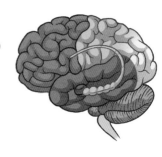

03

（　　　）负责协调人的动作和平衡等。

A.小脑　　　B.丘脑　　　C.松果体

04

神经元的主要功能是什么？（　　　）

A.传递信息

B.传递营养

C.传递血液

05

大脑分为左脑和右脑，左脑负责控制（　　　）身体；右脑负责控制（　　　）身体。

A.左侧；右侧

B.右侧；左侧

C.右侧；右侧

06

人类的大脑会发出的电磁波，称之为什么？（　　　）

A.脑残波　　　B.脑电波　　　C.脑磁波

07

大脑分泌（　　　）过度的话，有可能产生幻觉。
A.胺多巴　　　B.多胺巴　　　C.多巴胺

08

若人脑的血管堵塞或破裂，进而造成缺血或出血时，就会引起什么疾病？（　　　）
A.脑萎缩　　　B.脑死亡　　　C.脑中风

09

精神疾病中包括（　　　）。
I 忧郁症
II 强迫症
III 焦虑症
A. I与II　　　B. II与III　　　C. I、II与III

10

如何预防精神疾病？（　　　）
I 长时间对着手机
II 保持健康的生活习惯
III 远离负面思想的人
A. I与II　　　B. II与III　　　C. I、II与III

11

哪一种动物的两个大脑半球可以轮流休息？（　　　）
A. 海豚　　　B. 大象　　　C. 乌鸦

12

黑猩猩跟人类的（　　　）相似度高达98%。
A. 基因　　　B. 智商　　　C. 记忆

答案

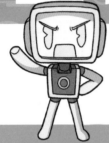

01. **A**	02. **C**	03. **A**	04. **A**
05. **B**	06. **B**	07. **C**	08. **C**
09. **C**	10. **B**	11. **A**	12. **A**

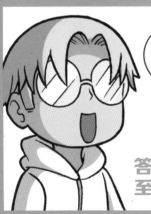

像我这么聪明，真难得！继续努力吧！

答对10至12题

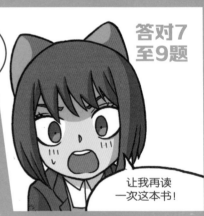

答对7至9题

让我再读一次这本书！

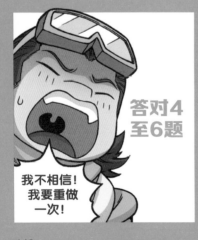

答对4至6题

我不相信！我要重做一次！

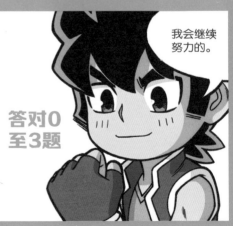

我会继续努力的。

答对0至3题

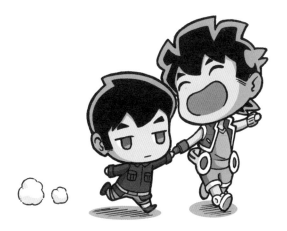

著作权合同登记号：图字 13-2021-112 号

图书在版编目（CIP）数据

迷失幻影：脑科学 /（马来）文煌，（马来）周文杰著；氧气工作室绘 . —福州：福建科学技术出版社，2023.1

（X 探险特工队科学漫画书）

ISBN 978-7-5335-6831-3

Ⅰ . ①迷… Ⅱ . ①文… ②周… ③氧… Ⅲ . ①脑科学—普及读物 Ⅳ . ① R338.2-49

中国版本图书馆 CIP 数据核字（2022）第 179924 号

书 名	迷失幻影：脑科学	
	X 探险特工队科学漫画书	
著 者	［马来西亚］文煌	［马来西亚］周文杰
绘 者	［马来西亚］氧气工作室	
出版发行	福建科学技术出版社	
社 址	福州市东水路 76 号（邮编 350001）	
网 址	www.fjstp.com	
经 销	福建新华发行（集团）有限责任公司	
印 刷	福建新华联合印务集团有限公司	
开 本	889 毫米 ×1194 毫米 1/32	
印 张	5	
图 文	160 码	
版 次	2023 年 1 月第 1 版	
印 次	2023 年 1 月第 1 次印刷	
书 号	ISBN 978-7-5335-6831-3	
定 价	28.00 元